AF466699

LA LAÏCISATION

DES

HOPITAUX

APPEL

A TOUS LES AMIS DES PAUVRES

PRIX : 1 fr. 50

H. OUDIN, LIBRAIRE-ÉDITEUR

PARIS
9, RUE SOUFFLOT

POITIERS
9, RUE DU CHAUDRON D'OR

1905

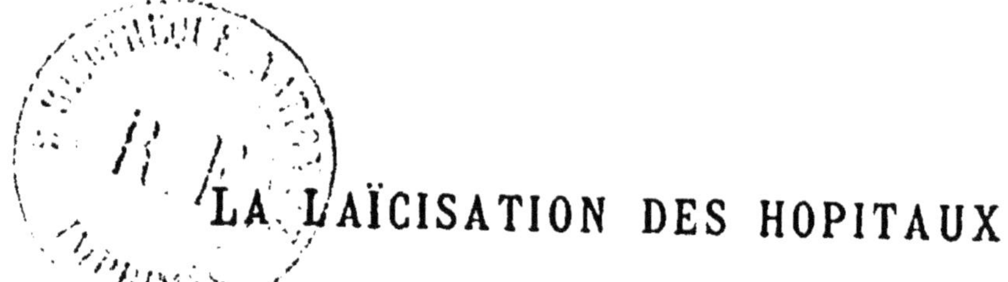

LA LAÏCISATION DES HOPITAUX

LA LAÏCISATION

DES

HOPITAUX

APPEL

A TOUS LES AMIS DES PAUVRES

S'adresser à M. Croze, Bordeaux 18, r. Calvé, 3e

H. OUDIN, LIBRAIRE-ÉDITEUR

PARIS
9, RUE SOUFFLOT

POITIERS
9, RUE DU CHAUDRON-D'OR

1905

PRÉFACE (1)

De l'école la laïcisation s'étend aux hôpitaux. La secte entend en chasser les religieuses, comme elle les a bannies de l'école. L'on n'a pas assez remarqué une circulaire de M. Combes aux préfets, très pressante, en date du 28 octobre 1902, par laquelle il entend que l'on mette activement la main à l'œuvre. « Les malades pauvres, dit-il, *doivent être non seulement soignés, mais bien soignés.* » D'accord. « *Le dévouement et l'abnégation,* continue-t-il, *ne suffisent pas ; il faut une instruction technique... Les commissions hospitalières ont l'obligation d'assurer le recrutement d'un personnel capable en créant des écoles d'infirmières.* »

Ce que doivent être les nouvelles infirmières, comment on doit les former, les avantages qu'on doit leur assurer, les moyens de pourvoir aux dépenses, le ministre le dit, et il faudra l'exposer. Quelles que soient les difficultés, « *il importe avant tout d'aboutir ; c'est une œuvre importante, une œuvre d'avenir, dont les derniers termes seront d'une part un service public, convenable-*

(1) L'*Univers* a publié plus de la moitié de ce travail dans les numéros du 29 avril, des 6, 28 mai, des 6, 10, 16, 20 juin, des 4, 18, 25 juillet, 6 août 1904.

ment outillé, et, d'autre part, un débouché (sic) *ouvert aux activités féminines, sur le terrain où elles peuvent se déployer plus utilement... La justification d'aptitude qui est exigée de ceux qui veulent enseigner, doit l'être avec autant de raisons au moins de ceux qui s'offrent à soigner les malades, puisque ici l'ignorance peut, en dépit des sacrifices de la société et de la science des médecins, causer la mort des malheureux qui viennent dans nos hôpitaux chercher la guérison.* » La circulaire se termine par cette phrase : « *J'attache une très grande importance à l'exécution des présentes instructions ; je désire que vous la preniez personnellement en mains, et vous saurai gré des succès que vous obtiendrez.* » (*Officiel*, 30 octobre 1902, p. 7043.)

Les succès de MM. les préfets en cette matière dépendent particulièrement des municipalités. Il est très à regretter que les électeurs ne connaissent pas mieux ce que promet à tous les points de vue la circulaire, dont le ministre presse l'exécution avec la ténacité brutale qui le caractérise. *Il importe en tout cas d'aboutir.*

La laïcité est établie dans les hôpitaux de Paris et dans quelques hôpitaux de province. Six mois après qu'elle avait été implantée à l'hôpital de la Charité, un médecin libre penseur, mais honnête, M. Desprez, en décrivait ainsi les suites : « La laïcisation de l'hôpital de la Charité a été effectuée le 23 janvier dernier (1888), et il nous a été donné de vérifier par nous-même les très graves inconvénients que nous n'avions que trop prévus.

« Sans trop insister sur les défauts connus du nouveau personnel, inexactitude, manque d'ordre et de propreté, absence presque continuelle des salles, excepté aux heures des visites des médecins, désordre du linge et des instruments de chirurgie ; il me suffira de dire que sur cinq surveillantes laïques, qui m'ont été successivement données en moins de trois mois, deux ont dû être déplacées, à la suite de défauts d'attention qui *ont coûté la vie à deux de mes malades*, que j'ai dû enfin me contenter d'anciennes infirmières dressées par les Sœurs, et qui au moins savaient retourner, nettoyer et couvrir un malade.

« Quant à la dépense et au coulage, il n'a plus de bornes. Là où il y avait jadis une Sœur, on a placé deux infirmières laïques. Dans un de nos services même, on en a ajouté une troisième, et cela n'a pas suffi. Les trois dames ont déclaré qu'elles avaient trop de travail, et ont obtenu du directeur de l'hôpital qu'on leur adjoignît une quatrième infirmière laïque. Voilà comment à la Charité on a remplacé une Sœur.

« Mais le pire de la situation est que nombre de femmes qui sortent de l'école d'infirmières laïques et que l'on nous envoie *sont des protégées de conseillers municipaux, et même de députés ; qu'elles le disent assez ouvertement à mes élèves ; et que de ce chef elles se croient tout permis.* » (L'*Univers* du 8 septembre 1888, d'après la *Gazette des hôpitaux.*)

Voilà comment le premier effet de laïcisation de l'hôpital de la Charité a été de faire que les malades fussent non seulement soignés, mais mieux soignés ! Les nouvelles venues sortaient cependant de l'école d'infirmières laïques, de ces écoles qui doivent fournir des infirmières à tous les hôpitaux de France.

Mais il y a de cela seize ans ; la laïcisation était à ses débuts ; l'on peut aujourd'hui mieux apprécier ses fruits ; les écoles d'infirmières commençaient ; elles se sont peut-être perfectionnées. Ce qui se passe dans les hôpitaux laïcisés, il est difficile de le connaître. Les malades infirmes, pauvres, sont impuissants à faire entendre leurs plaintes au dehors ; le personnel qui vit de la laïcisation ne va pas en divulguer les odieux mystères ; les journaux cependant nous font connaître quelques faits, qui, groupés, doivent par leur ensemble provoquer l'attention de quiconque porte quelque intérêt à la population de ces asiles de toutes les souffrances.

Grâce à une généreuse femme, nous savons ce que sont ces écoles d'infirmières, et aussi ce qui se passe dans l'hôpital de la Pitié, qu'elle a fréquenté durant un an, en qualité d'élève externe. Elle a suivi les cours de l'école, a obtenu d'emblée son diplôme, et en a fait un meilleur usage que d'accepter le poste bien rétribué pour un début, qui lui fut offert spontanément à l'hôpital de Beaucaire. Elle tenait son journal. Les extraits qu'elle en a donnés dans la *Revue des Deux-Mondes* du 15 janvier 1904 ont été l'occasion de ces pages. Au fur et à mesure qu'elles étaient imprimées dans l'*Univers*, les journaux, sans être démentis, racontaient de tout côté des faits de plus en plus révélateurs. Tels dans les numéros de *l'Eclair* des 25, 27, 29 juillet, 4 août, les articles de Mme Leroy-Allais. Visiteuse des hôpitaux, membre de divers Conseils de bienfaisance, Mme Leroy-Allais est d'une compétence exceptionnelle ; elle parle de ce qu'elle a *officiellement* observé. Elle ne semble pas ennemie de la laïcisation, encore qu'elle laisse échapper cet aveu qui devrait trancher la question : Le *sentiment religieux seul peut inspirer l'abnégation. Le Petit Marseillais* du 20 août, reproduit par le *Nouvelliste* de Bordeaux du 21, nous fait des hôpitaux laïcisés de Marseille une peinture bien plus lamentable que celle tracée, il y a seize ans, par M. Desprez de l'hôpital de la Pitié.

Ce ne sont pas seulement la foi et l'humanité qui réclament de quiconque porte un cœur d'homme et de chrétien que l'on fasse l'impossible pour arrêter la transformation ; c'est l'intérêt de toutes les familles. Le service de deux ans va être obligatoire pour tous, et l'on sait si les maladies sont faciles à contracter au régiment. Les pères et les mères savaient qu'à l'hôpital le soldat trouvait pour infirmières de vraies mères, de vraies sœurs, telles que Sœur Montalembert, qui, à quatre-vingts ans, a été expulsée, malgré sa croix d'honneur, de l'hôpital militaire de Versailles, qu'elle avait dirigé pendant plus de trente ans. Par qui seront-elles remplacées ? Le présent travail le dira.

LA LAÏCISATION DES HOPITAUX

CHAPITRE PREMIER

BUT DE LA LAICISATION

But de la laïcisation : enlever à l'Église l'auréole inimitable de la charité, signe manifeste de sa divinité. — Les hôpitaux fondés et rentés par l'Église, c'est-à-dire par le clergé et les fidèles ; administrés de concert. — Ruinés, dévastés par la Révolution. — Relevés. — Haute administration laïque, fiscale, paperassière. — Service fait par les religieuses. — Les sectaires impuissants à imiter leur dévouement veulent les faire disparaître : Caïn.

Ce qui se cache sous ce prétexte d'instruction technique, ou diplômes pour les infirmières, c'est avant tout la volonté de dépouiller l'Eglise d'une marque très obvie qu'elle est bien la continuatrice du Dieu descendu du ciel pour compatir, né dans le pauvreté, entouré durant sa vie de pauvres et d'infirmes, donnant l'évangélisation des pauvres comme une preuve de sa divinité plus étonnante que celle de la résurrection des morts qu'il rappelait à la vie : *mortui resurgunt, pauperes evangelizantur*, et enfin se substituant les pauvres.

Vouloir énumérer ce que depuis dix-neuf siècles l'Eglise a fait pour les pauvres, pour les infirmes, pour les malheureux, ce serait vouloir compter les étoiles du firmament. Les hôpitaux ont été fondés et rentés par l'Eglise, ou sous son influence. Est-ce qu'il y avait des hôpitaux dans l'empire romain pour les esclaves qui formaient l'immense majorité de sa population ? Les quelques favoris de la fortune qui possédaient quinze et vingt mille de ces malheureux, n'en disposaient-ils pas comme d'un bétail parlant ? L'Eglise parait ; elle met les pauvres et les infirmes au nombre de ses trésors. Le diacre Laurent présente au tyran qui le somme de lui livrer les richesses de l'Eglise, les pauvres et les infirmes qu'elle nourrit au fort de la persécution. Devenue libre, elle couvre l'Europe de palais pour les pauvres et les infirmes. Les monuments qui en France remontent à une date plus reculée sont, avec quelques constructions romaines, les églises et les hôpitaux, très souvent juxtaposés. Ainsi en est-il de l'Hôtel-Dieu du Puy, fondé en 595, près de la cathédrale, l'Église angélique ; de l'Hôtel-Dieu de Paris, fondé cinquante ans plus tard près de Notre-Dame.

Le nom donné à ces édifices indique de quel respect l'Eglise entendait que fussent entourés ceux auxquels ils étaient destinés : on les appelait des Hôtels-Dieu. Rien, en effet, ne rapproche plus de Dieu que le soin des pauvres et des malheureux.

Les hôpitaux sont l'œuvre de l'Eglise, c'est-à-dire du clergé principalement, mais aussi des fidèles, des bons laïques.

De toutes les équivoques de langage qui font la force de l'impiété, il n'en est pas de plus funeste et de plus mal fondée que l'opposition que l'on prétend établir entre les laïques et l'Eglise, comme si la plus nombreuse partie de l'Eglise ne se composait pas de laïques. Maudite la parole si retentissante : « Le cléricalisme, voilà l'ennemi ! » Autant vaudrait dire à la famille : « Le père, voilà l'ennemi ! » Les ecclésiastiques et les laïques chrétiens ont fondé et doté les hôpitaux. Si, dans le dernier siècle, des philanthropes ont fait des dons aux hospices, c'était, et c'est une suite des idées et des sentiments infusés au monde par l'Eglise.

L'administration des hôpitaux revint naturellement à ceux qui les avaient fondés et rentés, au clergé principalement, mais aussi aux laïques chrétiens les plus en état d'en assurer le bon fonctionnement. La législation ecclésiastique renferme de nombreuses dispositions ayant pour but la conservation et le meilleur profit à tirer des biens des pauvres. Les donations en faveur des pauvres sont privilégiées, et l'Eglise les a toujours encouragées. Le soin des malheureux, *cura miserabilium personarum*, dit le droit, est un des devoirs de l'évêque, comme celui de surveiller la prédication et l'administration des sacrements. A ce titre il avait la première place dans les conseils préposés à la bonne gestion des biens des hospices, et devait en surveiller les comptes.

La Révolution vint. Ce qu'étaient les hôpitaux au lendemain du 18 Brumaire, les rapports faits au premier consul par les *Missi dominici* qu'il avait envoyés pour connaître l'état de cette branche de l'administration, comme de toutes les autres, ces rapports conservés dans les archives le disent. M. Oscard Havard en donnait, dans le *Nouvelliste de Bordeaux* du 7 avril, les passages suivants :

« Dans les départements de la Manche, de l'Orne, du Calvados, les enfants trouvés entretenus dans les hospices meurent littéralement de faim. Une seule nourrice en allaite une vingtaine à la fois. François de Nantes constate que, sur 618 enfants nourris dans les hospices de Marseille, 18 seulement ont survécu, et que sur 104 placés dans les hospices de Toulon 101 sont morts. En Normandie, les malades des hôpitaux sont sans linge et sans couvertures. A Avranches, les enfants, complètement nus et mourant de faim, se sauvent et vont dans les champs voisins ramasser des pommes de terre et voler les légumes...

« Les dix-huit cents infortunés qui gémissent dans nos hospices, écrivent les administrateurs des hospices de Bordeaux, et les cinq cents enfants de la patrie confiés à nos soins, vont périr de faim et de misère, si, en exécution de la loi du 16 vendémiaire an V, vous ne pourvoyez point à l'instant même à leurs pressants besoins. Tout nous manque ; nous n'avons ni pain, ni médicaments...

« Les hospices de la République, lit-on dans un autre

rapport, ne sont plus le refuge ouvert par la bienfaisance aux malheureux, mais l'asile de la mort. »

Voilà ce que les ancêtres jacobins avaient fait des hôpitaux fondés et rentés par le monde clérical. Bien des fondations charitables ont complètement disparu dans les dix dernières années du XVIIIe siècle. Les hôpitaux qui sont restés debout — ce sont les deux tiers ou les trois quarts de ceux qui existent aujourd'hui — en ont été fort notablement appauvris. Ma mémoire ne me trompe pas en me rappelant telle étude faite sur l'hôpital de Notre-Dame du Puy, de laquelle il résulte qu'il ne possède guère que la moitié des revenus qu'il avait avant la Révolution.

Les gouvernements issus de la Révolution se sont attribué l'administration des biens des hospices ; ils les ont déclarés biens de cet être si indéfini qu'on appelle l'Etat, mais qui, concrétisé, n'est autre que ceux que le flot des révolutions appelle à la tête des affaires. Ils y ont introduit une administration paperassière, fiscale, dure comme le fisc, qui déjà n'entamait pas mal les revenus des hospices, et refroidissait la générosité de ceux qui auraient voulu accroître les biens des pauvres. Cependant l'Eglise jusqu'ici n'était pas exclue. Le prêtre figurait dans les hauts conseils de l'administration à côté du juif, du protestant, du libre penseur. Un aumônier, ou plusieurs dans les grands hôpitaux, étaient attachés en permanence au service des hôpitaux et y avaient leurs entrées libres, à la grande consolation de la généralité des hospitalisés. L'administration, toute séculière qu'elle était, n'avait pas cru pouvoir se passer des religieuses. Très rares sont les hôpitaux où elles ne se trouvaient pas.

Dans l'*Univers* du 11 août 1869, M. Aubineau donnait, d'après une statistique de 1864, les détails suivants sur les hôpitaux français. La France compte 1,557 hôpitaux. 1,224 datent d'avant la Révolution, et sont dus pour la plupart au clergé, 10 ont été fondés sous la première République, 16 sous le premier Empire, 53 sous la Restauration, 71 sous le gouvernement de Juillet, 11 sous la deuxième République, 172 sous Napoléon III ; ils renferment 140.000 lits.

Leurs recettes en 1864 ont été de 62 millions. 86 ont plus de 100,000 francs de revenu, 94 n'ont pas 2,000 francs.

Les Sœurs de Saint-Vincent-de-Paul ont 216 établissements, les Sœurs de Nevers 109, les Filles de la Sagesse de Saint-Laurent-sur-Sèvre 58, les Sœurs de Saint-Charles de Nancy 56, la Présentation de Tours 38, Saint-Paul de Chartres 34, la Charité de Strasbourg 30, la Charité d'Evron 30, les religieuses du Saint-Sacrement de Romans 30, Saint-Thomas de Villeneuve de Paris 28, Saint-Charles de Lyon 25, la Charité de Bourges 25, les Trinitaires de Valence 25, l'Enfant-Jésus de Lille 24, Saint-Thomas de Villeneuve d'Aix 22, Saint-Joseph des Vans, 20. Il y a 8,854 hospitalières avec 9,026 infirmiers ou infirmières.

Ce n'était pas là toute l'armée de la charité ; si c'en était le gros, les bataillons disséminés dans les orphelinats, les refuges, les dispensaires, les Sœurs garde-malades et cent autres instituts charitables, devraient faire plus qu'en doubler le nombre, sans parler des Sœurs hospitalières que la France envoie dans l'univers. Le contingent de la charité n'a fait que s'accroître depuis cette époque. Les plantes, jeunes en 1864, sont devenues des arbres, et ont poussé leurs branches au loin : il en est qui ont pris naissance depuis lors. La plus belle couronne de la France, dans le monde, sa force au dehors, ce sont ses religieuses hospitalières répandues sous tous les cieux. Apologie vivante, palpable de la foi, c'est une preuve par les œuvres que l'Eglise catholique continue la mission de Celui qui a passé en faisant le bien, qu'elle est toujours le foyer de charité que le Fils de Dieu est venu allumer sur la terre.

La franc-maçonnerie voit le spectacle et sent la force de la preuve. Que faire? Encore plus que sur le terrain de l'enseignement, la lutte est impossible. Incapable de soutenir la concurrence à l'école, elle les a fermées ; c'est autrement impossible, auprès des malades, pauvres, couverts de plaies, en proie à des maux contagieux ! Comment lutter avec une armée dont les soldats poussent le courage jusqu'à la folie, si ce n'était pas divin? Quand on s'appelle Montalembert, de Marcellus, de Montbel, d'Humières, quand on voit la richesse, les honneurs venir au-devant de ses vingt ans, alors qu'on a en perspective un foyer à fonder, aller porter jeunesse, intelligence, cœur, tout ce que la terre peut offrir de séduction, aux pieds de mendiants que l'on ne connaît pas, s'établir leurs servantes, y persévérer comme Sœur Montalembert durant 50 ou 60 ans, ou y mourir joyeusement comme Sœur de Montbel à 39 ans, ou plus tôt comme des milliers d'autres, il n'y a pas de milieu : si ce n'est pas divin, c'est fou. Qui comptera les héros possédés de cette sublime folie depuis saint Paulin de Nole, fils du préfet des Gaules, passant la mer pour aller se mettre à la place du fils d'une pauvre veuve enlevé par les Vandales, jusqu'au Père Damien et à ses imitateurs encore vivants, choisissant de mourir lentement consumés par la lèpre, afin de secourir les lépreux !

La franc-maçonnerie, ennemie du divin, sent parfaitement qu'elle est incapable de disputer à la charité catholique cette auréole qui est celle de l'Eglise qui l'inspire. Alors c'est l'envie ; ce sont les desseins assassins du premier des meurtriers, de Caïn. Viens, dit Caïn à Abel ; allons jouir de la campagne. Les voilà loin de la tente paternelle ; le fauve ramasse ses forces ; la terre buvait pour la première fois le sang de celui qui devait être son roi.

Autre n'est pas la conduite de la franc-maçonnerie. Le dévouement et l'abnégation ne suffisent pas ; il faut des connaissances techniques ; il faut des diplômes. C'est la voie qu'elle a suivie pour tuer l'enseignement congréganiste. Il faut des diplômes, des brevets. Les maîtres chrétiens les ont présentés, excellents, supérieurs. Les religieuses hospitalières en conquerront, s'il le faut, et de mieux mérités que ceux des infirmières laïques. Cela les sauvera-t-il ? Tout fait redouter qu'il n'en soit rien. Le diplôme n'est qu'un prétexte pour dépouiller l'Eglise de sa plus belle parure.

Quelle est, au point de vue du service hospitalier, la valeur de ces diplômes ? Quelles sont les vues ultérieures de la franc-maçonnerie dans la laïcisation des hôpitaux, les résultats obtenus ? C'est ce qu'il faudra dire.

CHAPITRE II

LA FORMATION DES INFIRMIÈRES CONGRÉGANISTES ET CELLE DES INFIRMIÈRES LAIQUES

I. — L'infirmière congréganiste serait inconséquente si elle négligeait l'instruction technique nécessaire. — Comment s'acquièrent les connaissances du métier. — Excellente école de la religieuse. — Bonne éducation. — Intelligence. — Discipline. — Union. — Reçoit très volontiers des leçons de perfectionnement.

II. — Fatras de l'enseignement préparatoire au diplôme. — Dégoût, dissipation des auditrices. — Exercices de toute indécence. — Compositions. — C'est une mystification systématique. — Incohérence des éloges de la laïcisation.

I

Pour que les malades soient bien soignés, dit M. Combes, le *dévouement et l'abnégation ne suffisent pas ; il y faut une instruction technique*. Mais, quoi ! celles qui vont sacrifier aux soins des cholériques, des varioleux, des tuberculeux une existence qui s'annonçait parfois très brillante, ordinairement aisée, celles qui dans les épidémies, comme les soldats tombant dans un assaut, trouvent aussitôt des vaillantes pour prendre leur place, ces héroïnes négligeraient l'instruction technique qui rendrait tant de dévouement plus fructueux ! Elle est donc bien compliquée, bien difficile à acquérir cette instruction technique ! Quelle est-elle ?

Si les qualités de cœur, fruits du dévouement et de l'abnégation, et nullement de l'instruction technique, nécessaires à l'infirmière, si la vie de l'homme qui est en jeu, ne défendaient pas d'employer le terme, il serait vrai de dire que la profession d'infirmier et d'infirmière, dans sa partie matérielle, est celle d'un métier. La science technique, dont le métier fait l'application, n'est pas du ressort de celui qui exerce le métier; sans quoi il faudrait exiger que la cuisinière connût l'histoire naturelle, eût étudié les propriétés des légumes, celles des chairs qu'elle sert sur nos tables; le boulanger devrait commencer par faire des études de chimie, afin de savoir la quantité de levain, d'eau qu'il doit mêler à la farine. Les connaissances théoriques, nécessaires pour le métier, s'acquièrent, non pas par un enseignement théorique, mais bien par l'apprentissage, qui en enseigne en même temps l'application. L'apprentissage se fait auprès de ceux qui excellent dans un métier, en travaillant sous leurs ordres. Le goût et l'application, signes d'aptitude, font qu'on y excellera à son tour.

Où trouver meilleure école d'apprentissage des soins à donner aux malades que dans les congrégations hospitalières? Qu'on entre au hasard dans une des vastes salles des hospices qui leur sont confiées: on admirera l'ordre qu'y maintient une religieuse par son autorité faite de respect et d'affection quasi filiale. Les malades la vénèrent, les médecins ont pleine confiance en elle; parfois les personnes du dehors la consultent dans de légères indispositions, et s'en trouvent bien. C'est auprès de ces infirmières expérimentées que les jeunes, au sortir du noviciat, font leurs débuts. L'on pourrait citer des congrégations vouées aux soins des malades, où, à la suite d'un premier noviciat consacré à l'acquisition des vertus religieuses, les constitutions en prescrivent un second, le noviciat professionnel, pour former à l'exercice des devoirs particuliers à la vocation. L'équivalent existe partout.

A la tête de la maison entière se trouve une supérieure dont l'œil ouvert sur l'ensemble veille à ce que chaque rouage fonctionne harmonieusement. Elle connaît les aptitudes particulières de ses subordonnées; elle les complète les unes par les autres. Au besoin, elle fait appel à la maison mère pour demander un sujet dont elle sent le besoin et qui lui manque. Dans telle clinique renommée, les médecins remettent à une Sœur, qui pourtant n'a pas reçu d'enseignement technique, le soin de chloroformiser les clients et s'en félicitent. Naturellement, ce n'est pas à la première religieuse venue que sera remise cette tâche si délicate.

A la Guyane, là où avaient échoué les gouverneurs civils, la civilisation des nègres, Mère Javouhey réussit si bien qu'affranchis en 1848, et appelés au suffrage universel, les nouveaux citoyens élurent unanimement la digne Mère, et se refusèrent à toute autre nomination, quand on leur dit qu'elle était inéligible. D'une autre fondatrice de congrégations religieuses, de la vénérable Mère Rivier, un avocat disait, à la même époque, que si elle avait vécu et s'était trouvée à Paris, à la tête du gouvernement, elle aurait évité les journées de Juin et fait tout rentrer dans l'ordre. L'enseignement technique reçu par ces deux grandes âmes était pourtant élémentaire. De pareilles têtes, l'ordre descend graduellement dans chacun des membres soumis à leur influence. Elles ne sont pas rares, les supérieures qui gouvernent de vastes communautés hospitalières de manière à faire penser qu'elles gouverneraient un Etat.

Par l'enseignement technique, M. Combes veut former des *collaboratrices disciplinées et intelligentes du médecin et du chirurgien*. L'appât du gain n'amènera jamais au service des malades des sujets de la valeur de ceux qu'y attire le dévouement. Le personnel laïque, à part peut-être quelques postes plus élevés, se recrute et se recrutera dans les milieux sociaux les plus inférieurs. Dans le personnel religieux, on compte des membres de la plus haute noblesse, de la haute, de la moyenne bourgeoisie ; dans l'ensemble, il sort d'honnêtes familles. Le noviciat, la vie en commun, les règles, les récréations elle-mêmes, établissent un niveau commun de bonne éducation, de connaissances professionnelles pratiques, qu'aucune réglementation n'introduira jamais parmi les laïques divisées par des questions d'intérêt personnel, par les susceptibilités féminines, susceptibilités réfractaires à tout autre motif qu'au motif religieux. Il suffit de voir ce qui se passe dans les familles où deux ou trois femmes sont, sous divers aspects, comme sur un pied d'égalité. Comme aide intelligent du médecin, la religieuse l'emportera, à quelques rares exceptions près, sur la laïque gagée.

L'enseignement technique contribuera-t-il à faire d'une laïque la *collaboratrice disciplinée* promise par M. Combes ? N'en fera-t-il pas des pédantes sèches, hautaines, qui n'approcheront le malade que rarement, de loin, et laisseront aux servantes non seulement les basses besognes que M. Combes leur interdit, mais la plus grande partie des soins à donner ? Fortes de la stabilité que leur assurent les hauts protecteurs signalés par M. Desprez, et plus encore de l'espèce d'inamovibilité que veut leur garantir M. Combes, ne braveront-elles pas impunément les observations du médecin et du chirurgien ? Comme certains serviteurs, qui se croient entendus, n'exécuteront-elle pas à leur guise, c'est-à-dire fort mal, les ordres donnés, les prescriptions des praticiens ?

La collaboratrice disciplinée, pour parler le langage de M. le ministre, la discipline même de la vie religieuse la forme. Pas une règle de religieuses hospitalières qui ne mette en tête des devoirs professionnels l'obéissance scrupuleuse aux ordres du médecin. Un oubli involontaire n'attirera pas seulement des observations de sa part ; la supérieure y joindra les siennes. La délinquante sera le plus souvent la première à s'en accuser et à réclamer une pénitence : chaque jour la religieuse s'examine devant Dieu sur la manière dont elle accomplit les obligations qu'elle s'est imposées pour lui plaire.

L'exécution des prescriptions médicales, devoir en quelque sorte matériel, n'est qu'une partie de ce qui fait la bonne infirmière. Il y a les soins hygiéniques, aération, température, propreté, etc. ; il ne faut pas beaucoup de leçons pour posséder l'enseignement technique de toutes ces choses ; aucune préoccupation mondaine n'empêche la religieuse d'avoir l'œil à tout cela, et c'est l'important. Ce n'est pas l'enseignement technique qui apprend à l'infirmière à se tenir à portée du malade, à le visiter souvent, à l'observer pour rendre compte au médecin de ce qui lui servira à établir son diagnostic, à arranger délicatement la couche, à renouveler à propos un pansement, à donner la potion à l'heure fixe, à parler au malade avec un visage qui le réconforte, à lui dire la parole qui console, distrait, et parfois égaie jusqu'à la douleur. Le dévouement, l'abnégation, et non pas l'enseignement technique, dictent cette multitude de menus services, puissants allégements du mal et éléments de la guérison.

Mais soit ; il y aura un enseignement technique. Il s'est fait, dit-on, une révolution salutaire dans la médecine et la chirurgie; elle entraîne un changement dans l'art de soigner les malades. L'on prescrit parfois ce que l'on défendait jadis. Est-ce que les religieuses seront réfractaires à ces changements ? Qu'on ne leur fasse pas, toutefois, un reproche de n'avoir pas devancé les progrès de la médecine, de n'avoir pas pratiqué ce qu'elle interdisait hier et commande aujourd'hui. Les infirmières religieuses recevront, s'il le faut, l'enseignement technique, et au besoin se muniront d'un diplôme.

En temps de guerre, un diplôme, un certificat d'aptitude, est nécessaire pour écarter des ambulances un personnel d'infirmières improvisées, accourues sous l'impulsion d'un dévouement irréfléchi, ou de tout autre motif moins élevé. On s'en est mal trouvé, dit-on, au Transvaal. Une ambulance en champ de bataille n'est pas le lieu d'un apprentissage de l'infirmière appelée à donner un premier soin aux blessés, à collaborer avec le chirurgien à une amputation, ou à l'extraction d'une balle. La Croix-Rouge a fait sagement d'établir des écoles d'infirmières, auxquelles sont délivrés, après sérieux examen, des diplômes, qui permettront de faire appel à d'utiles dévouements. Des religieuses en grand nombre suivent cet enseignement donné dans un but spécial, et encore d'autres cours ayant un but plus étendu et moins particularisé. Les maîtres et les maîtresses n'ont pas d'auditrices plus intelligentes, plus attentives, plus désireuses de faire profiter les malades des notions techniques ou pratiques qui leur sont données. Les journaux ont raconté qu'à Bordeaux 36 religieuses s'étaient présentées devant une commission de six ou sept médecins pour subir un examen d'infirmières ; 20 ont obtenu la note *très bien*, 16 la note *bien*. Si c'est nécessaire, les religieuses ne reculeront pas devant la conquête du diplôme, pourvu que l'enseignement n'offre rien d'offensant pour la pudeur. D'après Mme Leroy-Allais, elles forment le gros des auditoires des cours de l'enseignement technique. « A Lyon, pour quatre années d'école, on compte 163 religieuses et seulement 27 laïques ; à Rouen, 51 religieuses, 3 infirmières de l'hôpital, 5 externes..... Au Havre, à Lille, à Nancy, à Reims, etc., les résultats sont identiques. Bien mieux, le département de Meurthe-et-Moselle offre quinze bourses annuelles de 500 fr. qui ne trouvent pas même de preneur. » (L'*Eclair* du 27 juillet.)

II

Depuis déjà de longues années, un enseignement technique destiné à former des infirmières laïques, existe à l'hôpital de la Pitié, à Paris, et dans quelques autres hôpitaux. Le programme doit être celui que la circulaire du 28 octobre donne comme ayant été élaboré par un des prédécesseurs de M. Combes. Sont admises à suivre les leçons, les infirmières auxiliaires déjà au service de l'hôpital, des élèves externes aspirant, la plupart, au titre de déléguées de l'assistance publique, dans les divers services qu'elle embrasse au dehors. L'enseignement dure deux ans. Un certificat d'études primaires est nécessaire pour être admis à le recevoir. Il paraît que l'hôpital fait les frais de plusieurs aspirantes qui n'ont pas ce certificat initial, ce qui est une preuve du milieu tout à fait inférieur où se recrute le personnel. L'élève anonyme, dont le journal nous révèle un monde peu connu, était munie du brevet supérieur. Nombreux sont les cours dont elle nous donne une vue : cours d'anatomie, de physiologie, de pharmacie, de médecine élémentaire, de petite chimie, d'administration, que sais-je encore ? Il y a des compositions écrites, des examens oraux, le tout couronné par l'obtention d'un diplôme donnant droit à se mettre sur les rangs pour une place dans la hiérarchie laïque créée pour le service des hôpitaux.

Soit fatigue du service, soit défaut de savoir suffisant pour suivre avec intelligence et goût ces cours si nombreux, soit toute autre cause, le journal donne une pauvre idée de l'attention des auditrices (1).

Au cours de pansement et de petite chimie, un vent de révolte soulève contre le professeur jusqu'aux plus dociles. — Dormez, si vous voulez, dit le maître, mais ne faites pas de bruit. Cela n'empêche ni chuchotements, ni exclamations de la part d'une moitié de l'auditoire, celle qui ne dort pas. On se passe un dessin burlesque, une plaisanterie anatomique du plus mauvais goût (p. 418) (2).

Cours de physiologie. L'enseignement n'est pas compris, pas même entendu le plus souvent. Un des chargés du cours disait préférer le silence de l'auditeur endormi aux interruptions des autres. On lui sert l'un et l'autre. C'est parfois un véritable chahut (p. 420).

Massage. Le professeur est un Suédois à l'accent emphatique, peu clair, style décousu ; il répond à l'hilarité de son auditoire par des accents indignés tels que celui ci : « Pourquoi rire comme ça ! c'est pas beau ! (*sic*). L'impression laissée par ses leçons qui n'enseignent à peu près rien de pratique, était ainsi traduite : « Jusqu'où peut aller la patience hu-

(1) D'après Mme Leroy-Atlais, les cours théoriques commencèrent en 1878 L'on tombe des nues quand elle nous apprend que ces grands réformateurs firent des cours d'anatomie, de physiologie, de pathologie, de petite pharmacie, de petite médecine, d'administration hospitalière, devant des filles qui ne savaient ni A, ni B. On leur mit même entre les mains un manuel *dont elles étaient incapables de déchiffrer un mot.*

Ce fut le premier acte de cette haute et ruineuse comédie. Le second fut d'organiser des classes élémentaires de divers degrés. Mais les maîtresses eurent beau se dépenser, les écolières, fatiguées d'une journée de travail, *bâillèrent sur leurs livres et leurs cahiers ; beaucoup même préférèrent se mettre au lit que d'aller faire des pages d'écriture, épeler b, a ; ba, ou apprendre les quatre règles fondamentales de l'arithmétique.* (L'Eclair, 27 juillet 1904). et la laïcisation est établie pour donner aux médecins des *collaboratrices intelligentes et disciplinées* ! ! ! !

(2) Nous citons d'après la *Revue des Deux-Mondes*, numéro du 15 janvier 1904.

maine ! » (p. 426). Quel motif supérieur a donc poussé les laïcisateurs à dérober pareil auxiliaire à la Suède ?

Un cours pratique vraiment utile est donné d'une manière intéressante par une surveillante spécialement appointée. Elle n'a pas fini la phrase qui annonce le sujet qu'une petite infirmière l'interrompt par ces mots : « Mademoiselle, est-ce que je peux m'en aller ? J'ai deux opérées ; et n'ai pas le temps de rester au cours. » Sans attendre la réponse, elle sort, suivie de trois ou quatre autres, causant et riant. La surveillante en rappelle une : « Elise, tâchez de venir vendredi » ; — mais la réponse est donnée d'un ton bourru — « Vendredi, pas moyen, c'est le tour d'Adèle » (p. 413).

Ailleurs, c'est une leçon de bandage sur un mannequin, dont les blessures supposées ne donnent guère l'idée de ce que ressentira et exprimera le blessé réel. Chacune s'escrime à tour de rôle ; les autres causent et rient sous l'égide de la surveillante. Les plaisanteries courent. Les petites têtes sont montées à propos du bal des internes. Le personnel féminin est invité. Le thème de conversations, c'est la fête. Des noms sont lancés, des sous-entendus échangés, les toilettes décrites (p. 417).

Par une journée de juin, convocation générale à Bicêtre. Le grand laïcisateur, le docteur Bourneville présidera en personne un exercice de douchage. Il se fera, non pas sur des femmes, mais sur des jeunes gens et des garçons. La narratrice nous peint à grands traits l'irruption, dans la salle où doit avoir lieu l'exercice, d'une centaine de jeunes gens tels qu'on peut les soupçonner : cris, grognements à peine humains, faces bestiales, masques sournois, des yeux méchants; au signal donné, les premiers en rang se déshabillent. Sur la chair nue d'un jeune homme de 17 à 18 ans, qu'il palpe, le chef montre le processus à suivre. Puis désignant une élève, il lui met en mains la lance de l'appareil. Un peu hésitante, elle douche un jeune homme, puis un autre: tous passent, un à un, sous le jet, et les élèves, médusées par le regard du professeur, s'essaient l'une après l'autre. « Tout le monde a-t-il douché ? demanda le maître. — Que celle qui n'a pas douché lève la main. » Celle dont nous abrégeons le récit s'était dissimulée derrière ses compagnes, et ne leva pas le bras. Elle était bien décidée à rester étrangère à l'écœurante scène ; elle ne fut pas interpellée, et l'on passa ailleurs pour une séance de vaccin.

Là encore, nudités bien inutiles. Est-il soutenable qu'on doive déshabiller un jeune garçon des pieds à la tête pour lui faire une piqûre au bras (p. 427-428) !

Les compositions consistent à copier dans le manuel de l'infirmière (un manuel en cinq volumes ?) la réponse au sujet proposé. C'est normal même parmi les élèves externes ; elles arrivent parfois avec la rédaction toute prête, et ne font que la transcrire. Le sujet leur aura été indiqué par avance, et peut-être traité par d'autres (p. 419-420). Cela n'empêche qu'à la fin de l'année, il tombe une pluie de diplômes : 95 en 1902, distribués avec grand apparat.

Voici comment le journal résume le système tout entier : « UNE RÉCLAME, ET UNE BATTERIE DE GROSSE CAISSE POUR EN IMPOSER A CEUX QUI NE SAVENT PAS VOIR ; ET L'ON Y PARVIENT. MAIS POUR QUI VEUT ALLER PLUS LOIN, CELA PREND LA FORME D'UNE SYSTÉMATIQUE MYSTIFICATION. ILS ONT DÉTRUIT SANS POUVOIR REBATIR (p. 433). »

Des tirades sur la supériorité de la laïcisation émaillent les leçons des Diafoirus. Telle la suivante, mêlée à une conférence sur les devoirs de l'infirmier et de l'infirmière : « La société civile a le droit et le devoir de se suffire à elle-même... Le dévouement n'est pas le monopole des religieuses » ; et le diseur énumère les avantages du personnel laïque sur le personnel religieux. Désintéressement : la religieuse travaille pour le paradis ; l'infirmière n'y pense même pas. Docilité : la Sœur n'est pas docile, les observations du médecin ou du directeur la laissent indifférente. (Insigne mensonge.) Il n'en est pas de même de l'infirmière laïque dont l'intérêt est d'être bien notée. Assiduité : l'infirmière n'est pas éloignée du malade par l'attrait de la chapelle, (hélas ! que d'autres attraits moins excusables la séduisent !) dit le journal. Instruction professionnelle ; liberté de conscience : ces avantages de l'infirmière laïque sur la congréganiste nous sont successivement énumérés, et tout cela se termine par cette encourageante péroraison : « En suivant bien ces conseils, vous vous signalerez à l'attention de vos professeurs et de vos directeurs ; vous obtiendrez votre diplôme ; et l'avancement auquel vous aspirez vous sera prochainement accordé » (p. 415). Quel malade, en proie au délire, tiendrait dans le quartier des fiévreux discours aussi incohérent que celui de cet Esculape moraliste ?

L'on voit combien les laïcisateurs ont bonne grâce de reprocher aux congréganistes de faire des hôpitaux les théâtres de leur prosélytisme.

CHAPITRE III

LE PROSÉLYTISME RELIGIEUX ET LE PROSÉLYTISME SECTAIRE

I. — Le pauvre impotent, objet de mépris pour le libre penseur. Ce qu'en pensaient les pères de la libre pensée.
Aux yeux de la foi, Jésus-Christ rayonne à travers le pauvre. — C'est l'explication des actes héroïques en sa faveur, du dévouement des religieuses. — Le prosélytisme le plus efficace ressort de ce dévouement même. — Il fait sentir au pauvre sa dignité, relève ses espérances. — C'est toute barbarie de les lui enlever.

II. — Tyrannie cafarde, sans nom, du prosélytisme sectaire. — Le prêtre ne peut paraître à l'hôpital qu'appelé par *un bon de confession*. — Pour le demander il faut braver le ridicule. — Cruauté de priver les malades de la présence du prêtre. — Beaucoup voudraient se confesser *in extremis*, qui se dissimulent que l'heure est venue. — Le satanisme de la mesure qui exige alors une demande par écrit, impossible. — Des infirmières protestantes choisies de préférence. — Les filles de Vincent de Paul subordonnées aux sectaires du féroce Calvin. — Héroïque abnégation des religieuses.

III. — Soufflet appliqué à toutes les Françaises par l'appel fait à des protestantes de nationalité étrangère. Une directrice protestante, vraiment honnête, renvoyée comme trop rigide, remplacée par une protestante anglaise plus tolérante. — Ce que sont les infirmières laïques censées modèles. — Leur maîtresse, fanatique de laïcisation ; ses écrits débordent du virus huguenot. — Sa haine des Filles de la Charité. — Les pays protestants, sur lesquels elle voudrait réformer les hôpitaux catholiques, préfèrent les religieuses. — C'est général chez les protestants et les libres penseurs, quand il s'agit de leur personne. — Les laïcisateurs pires que Caïn.

I

Les religieuses, par leur prosélytisme, attentent à la liberté de conscience ; c'est un des griefs mis en avant par la secte. Elle en pratique un à sa façon, hypocrite et violent dans ses moyens, basé sur l'idée dégradante que ses adeptes se forment de l'homme, sur le mépris réel qu'ils sentent pour le pauvre et l'infirme. C'est le contraire du prosélytisme des religieuses infirmières, tout de persuasion, naissant de l'idée de la haute dignité qu'elles se forment de ceux dans lesquels les sectaires ne sauraient voir que le rebut de l'espèce.

Que peut voir le libre penseur, pour lequel l'existence n'a de valeur que par les jouissances qu'elle peut apporter dans le temps, que peut-il voir dans le pauvre, pour toujours impotent, dénué de toute ressource, sinon un être à charge à la société et à lui-même, dont la prompte disparition est à souhaiter ? Dira-t-il qu'il ressent la solidarité résultant de l'identité de l'espèce, et qu'étant homme, rien de ce qui est de l'homme ne lui est étranger? Beau thème de creuses déclamations. Des deux pères de la libre pensée moderne, l'un, le sophiste de Genève, jetait aux Enfants-Trouvés non seulement ceux que leur naissance faisait ses semblables, mais ceux qui étaient de sa chair et de son sang, les fruits de son libertinage. Ils se montrent ses dignes fils, les sectaires et les libertins qui, protégés par la défense juridique de la recherche de la paternité, n'ont aucun souci, en cela pires que la bête, ni de l'être auquel ils ont donné la vie, ni de la mère à laquelle ils ont ravi l'honneur. L'autre, son frère en impiété, quoique frère ennemi, le seigneur de Ferney, ne pouvait souffrir « l'insolence de ceux qui voulaient qu'il pensât comme son cordonnier et sa lessiveuse » : ce qui dit assez qu'il se regardait comme d'une espèce supérieure. Dans sa correspondance intime, le peuple est pour lui la canaille. « A Paris, écrit-il, la canaille se compose de quatre cent mille âmes, ou soi-disant telles. » Or, Paris, à cette époque, ne comptait que cinq cent mille habitants. Le tribun arrivé par Belleville, devenu dictateur, traitait ceux qui l'avaient hissé sur le pavois d'*esclaves ivres qu'il saurait forcer dans leurs repaires*. Et c'est à ces pitres sinistres que sont élevées des statues, tandis que l'on chasse du chevet des pauvres, impotents, mourants, saint Vincent de Paul, en bannissant ses filles, auxquelles il a légué les trésors de sa miséricorde et de son dévouement !

Dire à un sectaire dans l'opulence que les Lazares couverts d'ulcères sont ses semblables, ce serait l'irriter.

De la similitude par l'espèce, Vincent de Paul passait à Celui qui a créé l'homme à son image. Image souillée, presque effacée par le péché, elle est restée si chère à son auteur que, pour la purifier et lui donner une splendeur digne de l'éternel palais, où il veut la voir resplendir, il a daigné prendre notre nature. LE VERBE S'EST FAIT CHAIR... Sans prendre le péché, il a pris les lèpres qui en sont la suite ; et c'est pour l'imiter que l'héroïque Père Damien n'a pas craint de contracter la lèpre, afin de venir au secours des lépreux australiens. Quand Vincent de Paul, afin de délivrer un galérien inconsolable d'être séparé d'une famille que son absence laissait sans ressources, passait à ses pieds les fers du forçat, échangeait son vêtement de prêtre contre l'habit du forçat et le faisait ainsi évader, où puisait-il tant d'héroïsme ? Dans la vue du Fils de Dieu, ne prenant pas seulement notre vêtement extérieur, mais notre nature, contractant avec nous une alliance indissoluble, et aimant les pauvres jusqu'à se constituer le débiteur de tout ce que l'on ferait en leur faveur. Là, et pas ailleurs, est la cause du dévouement effectif et réel au pauvre et au malheureux. Faiblesses du corps, faiblesses de l'esprit, l'infirme, l'indigent, le malade : le Christ les a tous et toutes sacrées ; il rayonne aux yeux de la foi à travers toutes les misères, parfois si rebutantes à ceux dont les yeux sont fermés à cet aspect : telle est la vue qui peuple les hôpitaux de ce que notre nature produit de plus idéal, de vierges se constituant, par amour du Christ, les servantes de ses pauvre.

C'est aussi leur prosélytisme ; il est renfermé dans leur dévouement même. Est-il étonnant que les malheureux y cèdent spontanément ? N'est-il pas au contraire surprenant qu'il en existe qui y résistent parfois ? Inconnu peut-être jusqu'au jour où il franchit le seuil de l'asile de la misère, le malheureux trouve auprès des vierges du Christ, au lieu des rebuts recueillis partout ailleurs, des soins qui lui ont été refusés souvent par ses plus proches, jusque par ses fils et ses filles. Comment l'assiduité de ces soins ne le ferait-il pas remonter insensiblement à Celui dont il voit l'image sur la poitrine de celles qui lui consacrent leurs jours et leurs veilles? Si, victime de l'ignorance et de l'impiété, capitale ennemie du pauvre, le nouveau venu l'a méconnu jusqu'à ce jour, les religieuses ne vont pas, par un zèle intempestif, une sorte de contrainte, compromettre ce qui avant tout doit être l'œuvre de persuasion... On les a vues, dans plusieurs circonstances, modérer un zèle mal inspiré.

Leur dévouement ne dit-il pas déjà aux malheureux qu'ils ont une dignité, qu'ils ne se connaissaient pas, que le trou de la fosse commune, ou la table de dissection, ne sont pas le suprême aboutissant d'une existence passée dans de rudes travaux, dont d'autres ont recueilli les meilleurs fruits; qu'ils ne sont pas la bête qu'on jette à la voirie, ou qu'on abandonne aux oiseaux carnassiers, quand on n'en attend plus ni service, ni plaisir? Quel mal, si la religieuse infirmière amène insensiblement son hôte à se rappeler qu'il est le racheté du Christ appelant à lui de préférence ceux qui souffrent, miséricordieux surtout à l'égard de ceux qu'ont égarés des doctrines et des exemples tombés de hauteurs d'où ils devaient attendre lumière et réconfort pour le bien; que celui qui a ouvert son royaume au bon larron ne le ferme pas au repentir? Quel mal y a-t-il donc à ce que sans importunité la religieuse infirmière ouvre de telles perspectives à ceux auxquels le monde ne peut rien donner ni promettre?

Si, au lieu d'être d'immuables réalités, ces mystères n'étaient qu'une illusion, la dissiper serait œuvre d'insigne malfaiteur ; c'est enlever le sentiment d'une céleste dignité à celui qu'enveloppe le mépris, lui interdire d'enivrantes espérances pour ne lui laisser que la perspective du néant et du désespoir. Combien de médecins ont remarqué qu'avec les secours religieux la sérénité descendait sur le visage des malades ! Ces malades ne sont-ils pas les premiers eux-mêmes à en exprimer leur bonheur?

II

Jamais fureur de nuire n'apparut plus odieuse que par la manière dont les sectaires, sous prétexte de liberté de conscience, exercent leur prosélytisme à rebours. Les expressions manquent pour flétrir la tyrannie cafarde par laquelle ils contraignent moralement les malades tombés entre leurs griffes, à mourir sans les secours religieux qu'au fond du cœur la plupart désirent à leur dernière heure. Ecoutons notre élève infirmière.

Après avoir dit qu'il est de mise à l'hôpital de ne se choquer d'aucune indécence, ce serait ridicule, elle continue : « La puissance du ridicule est plus grande que toutes les autorités. On parle de neutraliié, de respect de la liberté de conscience : phrases vaines ! Qu'est devenue cette soi-disant neutralité, lorsque, pour remplir les obligations religieuses auxquelles, dans l'intime de sa conscience, elle se sent encore attachée, une fille de service est contrainte de dissimuler ses sorties sous un autre prétexte? Et comment a-t-on bien le courage d'appeler liberté de conscience le système d'après lequel un malade ne peut obtenir la visite du prêtre que moyennant « un bon de confession », signé par la surveillante, au même titre qu'un bon de lait ou de champagne ? Il est évident — il est normal — que si la surveillante n'est pas elle-même *ostensiblement* respectueuse des croyances, le malade n'aura pas l'héroïsme voulu pour suivre son attrait religieux en présence du ridicule qui lui paraîtra menaçant » (p. 425).

Ainsi donc, tant par les règlements que par les mœurs qui s'étalent dans un hôpital laïcisé, le prêtre ne peut y paraître que s'il est dûment appelé par un *bon de confession*. C'est priver le très grand nombre des malades de la visite d'un ami qui rappelle la famille, les recommandations de la mère, les meilleurs souvenirs de l'enfance, le clocher. A la visite du prêtre, les malades qui le pouvaient, notamment dans les hôpitaux militaires, se levaient sur leur séant, impatients que ce fût leur tour de lui serrer la main, de lui conter leurs misères, d'entendre de lui le mot qui réconforte, et souvent de recevoir de petites douceurs. Pas même cette consolation, pauvre ouvrier venu de la province à Paris, où une maladie t'a contraint d'entrer dans cette geôle de l'hôpital laïcisé. « Chère mère, écrivait un de ces malheureux, faites l'impossible pour m'envoyer les frais de voyage ; je ne veux pas mourir ici, dans cet hôpital, où presque tous meurent sans prêtre. » Hélas ! le brave garçon y avait vu mourir son pauvre père, pourtant bon chrétien au pays. L'auteur de ces lignes a entendu cette confidence de la bouche même de la mère, il y a de cela de douze à treize ans.

Un bon de confession in extremis, combien veulent se confesser à cette heure-là qui se dissimulent à eux-mêmes, auxquels on dissimule que cette heure est venue ? Louis Veuillot raconte, comme il savait le faire, qu'au commencement de la conquête algérienne, 50 soldats français tombèrent entre les mains des Arabes. Rien ne dit qu'ils fussent ostensiblement dévots, et différents du commun de leurs camarades ; et cependant il restait au fond de leur cœur une telle vigueur de christianisme qu'elle en fit des martyrs. Mis dans l'alternative d'apostasier la foi, ou d'avoir la tête coupée, quarante-huit choisirent d'avoir la tête coupée, et elle le fut. Le gouvernement de Juillet fit faire le silence sur ces héros, qui ont grossi la phalange des martyrs, honorés seulement dans l'Eglise triomphante. Dans les guerres du premier empire, et même dans une expédition sur les frontières du Maroc sous le second empire, celle où périt le colonel de Montalembert, faute de prêtres, les soldats, comme le rapporte Joinville des croisés mourants à la Massoure, les soldats du XIXe siècle se confessaient entre eux. Le premier fait a été souvent attesté par un vieux médaillé de Sainte-Hélène ; le second, par le prêtre qui était accouru au secours de la colonne ravagée par la fièvre. Se confesser à un camarade est moins pénible que de demander un *bon de confession* à une infirmière laïque qui fera peut-être la difficile, dans une salle où la demande sera ridiculisée.

Le ministre de la marine a trouvé le moyen de grossir encore la difficulté, puisque le moribond doit adresser la demande par un écrit dûment signé par lui. Ecrire, il est des soldats et des marins qui ne savent pas écrire ; d'autres en sont empêchés parce que leur main n'est pas libre. N'est-ce pas le cas de la plupart des moribonds, et pourtant la consigne est stricte ; en preuve le fait suivant raconté par l'*Univers* d'après le vaillant *Patriote* d'Orléans :

« Un des amis du lieutenant-colonel Lasalle, ancien bâtonnier de l'ordre des avocats à Brest, étant allé le voir, alors qu'il approchait de sa fin, lui demanda s'il ne désirait pas un prêtre. L'officier, quoique ayant conservé sa lucidité, ne pouvait déjà plus parler ; mais une pression significative de la main et l'expression de son regard indiquèrent clairement à son ami que la proposition était agréée. L'honorable avocat pria l'infirmier de faire venir l'aumônier. L'infirmier répondit, NET ET COURT, que le nouveau règlement édicté par notre illustre Camille interdisait formellement de laisser pénétrer l'aumônier auprès d'un malade autrement que sur la demande ÉCRITE ET SIGNÉE de la main de celui-ci. En conséquence, le colonel Lasalle mourut sans secours religieux. » (*Univers* du 1er avril.)

Est-ce assez attenter à la liberté des consciences, tout en gardant quelque semblant de vouloir la protéger ? Nullement. Sait-on par qui les religieuses sont généralement remplacées auprès des malades dans les hôpitaux catholiques ? Par des infirmières protestantes ! Dans une grande ville de France, où il y a d'ailleurs un hôpital protestant, voici comment on est en train de préparer la laïcisation d'un vaste hôpital catholique, créé il y a près de six siècles par un prêtre catholique. On a commencé par envoyer six laïques auxquelles a été abandonnée la direction de deux salles. Les six nouvelles venues sont protestantes ; des religieuses ont été mises sous leurs ordres dans les deux salles. Est-ce plus outrageant pour les malades ou pour les religieuses ? Des Filles de Saint-Vincent de Paul recevant des leçons d'exercice de la charité de femmes élevées à l'école du noir, du féroce Calvin ! Dans leur dévouement aux pauvres, elles ont accepté ; mais les malades font la différence. Les huguenotes ont beau avoir en titre la première place, les malades s'en détournent, et ne font pas mystère de l'aversion qu'elles leur inspirent. Toujours les mêmes, les vierges, épouses de l'Agneau immolé.

A Marseille, non seulement elles ont consenti à rentrer dans un hôpital d'où elles avaient été bannies, mais d'où les remplaçantes avaient fui à la suite d'une épidémie qui s'y était déclarée ; elles ont consenti à épargner aux laïcisateurs la honte de les y voir avec le costume abhorré ; elles ont accepté de laisser l'uniforme d'honneur, de combattre l'épidémie sous le vêtement laissé par les fuyardes, sous l'habit laïque ! Ailleurs, pour ne pas rendre leurs persécuteurs témoins des regrets et de la gratitude qu'elles emportent, elles dissimulent le jour et l'heure de leur départ. Dans un hôpital militaire, desservi depuis près de trois siècles par les Filles de Saint-Vincent de Paul, théâtre d'actes de dévouement dont le nombre ne peut être supputé que par Celui qui sait le nombre des fleurs qui s'épanouissent sous son soleil, on redoutait tellement l'explosion des cœurs que les malades furent consignés dans les salles jusqu'à ce que la dernière religieuse fût partie. Un brave marin, n'y tenant pas, viola la consigne, et, montant sur les murs, accompagna les partantes de cris chaleureux : « Vivent les Sœurs ! » Il en fut puni. Pourquoi s'en étonner ? Quand c'est toute méchanceté qui fait la loi, il est naturel que la reconnaissance soit un crime.

III

En avons-nous fini avec ces traits de goujats ivres, piétinant la beauté qui fait ressortir leur écœurante laideur ? On serait porté à le penser. Mais non, les laïcisateurs ont trouvé le moyen de dépasser en basse tyrannie ce qu'on regarderait comme la limite du possible.

Ces infirmières protestantes sont au moins des Françaises? Mais non pas toujours, celles surtout qui sont chargées de la direction. L'on prétend qu'un bataillon de diaconesses teutonnes est arrêté à la frontière par l'opposition que fait à leur envahissement une noble ville de l'Est, pour les hôpitaux de laquelle elles ont été recrutées.

Ce qui est certain, c'est que sur les six laïques protestantes dont il vient d'être parlé, deux étaient Hollandaises. Comment appliquer un plus vigoureux soufflet à toutes les femmes françaises, connues dans l'univers comme la fleur de leur sexe, grâce aux religieuses, leurs filles et leurs sœurs, se penchant d'un pôle à l'autre sur toutes les misères ? Et si les pères, les maris, les frères le savent, qu'on ne parle plus, de grâce, de l'honneur français.

Et pourtant, soyons justes : il fallait, il faut ménager la transition. Dans un cœur naturellement honnête, l'évangile de Calvin peut, comme le poison dans certaines constitutions vigoureuses, perdre son venin ; et, tout tronqué qu'il est, ne garder que des sucs vivifiants, inhérents à tout ce qui est chrétien. C'est l'explication de réelles vertus que l'on est heureux de constater chez ceux qu'il est juste dans ce cas d'appeler nos frères séparés. La directrice hollandaise, venue dans le grand hôpital en voie d'être laïcisé, les possède, assure-t-on. On lui avait dit que c'était une œuvre humanitaire à accomplir, une importante institution en faveur des malheureux à organiser. Arrivée sur les lieux, elle a vu l'ordre et la bonne tenue qui y régnaient. Dans son honnêteté elle en a rendu témoignage. Des relations fondées sur une mutuelle estime se sont établies entre la nouvelle venue et les religieuses. Si elle a constaté le dévouement bien entendu de ces dernières, la ville a su par les saintes filles que la Hollande lui avait envoyé une femme de mérite. La ville a su aussi qu'elle s'était promptement aliéné ses subordonnées, les huguenotes françaises, par sa vigilance à vouloir les maintenir dans le devoir. Ce n'est pas toujours facile.

Le diplôme d'infirmière dont elles sont nanties ne les empêche pas de l'injurier et de s'injurier, même en présence des malades. Le désordre entré avec elles dans les salles qui leur étaient confiées prouve qu'il n'est pas impossible, avec une instruction technique, d'agir mal. Se croient-elles le droit de braver les observations de ceux dont, d'après M. Combes, l'instruction technique devait les faire les *collaboratrices disciplinées et intelligentes*? Le fait est que l'honnête Hollandaise a dû céder la place à une directrice anglaise, protestante, plus tolérante, plus disposée à entrer dans les vues des laïcisateurs qui veulent en finir avec les religieuses.

Ces diplômées devraient être des modèles de celles que prépare la laïcisation : elles ont été formées par une coreligionnaire grande promotrice de la laïcisation, et qui y travaille par l'enseignement et par la plume. C'est une femme auteur. A lire ses livres, l'on dirait que maintes dispositions de la circulaire du 28 octobre leur ont été empruntées. Anglaise par le nom, ou elle est née, ou elle doit être naturalisée Française, puisque depuis longtemps déjà elle dirige un hôpital français protestant. Ce n'est pas chez elle que le virus huguenot est amorti. Elle le déverse dans ses livres, dans des revues étrangères, d'où il passe condensé dans le journal protestant français le *Signal ;* il pénètre, il imbibe toutes ses phrases.

Calvin écrivait : « Quant aux Jésuites, il faut ou les expulser, ou s'en défaire par le poison, ou les accabler sous des monceaux de calomnies. » La huguenote-écrivain, à cela près qu'elle ne propose pas de se défaire des Filles de Saint-Vincent de Paul par le poison, semble envers elles s'inspirer dans ses écrits du conseil donné contre d'autres.

Calvin voulait que l'on chassât les Jésuites ; sa fidèle disciple veut qu'on DÉSINFECTE les hôpitaux des robes grises et des cornettes blanches, en vénération dans l'univers ; elle prêche la réforme des hôpitaux français sur le modèle des hôpitaux protestants, entre autres du Danemark... Or, voici comment sont appréciées dans ce pays, presque entièrement protestant, les œuvres hospitalières des Sœurs de Saint-Joseph de Chambéry. On lit dans une correspondance venue de ce pays :

« Les hôpitaux ont pris un développement considérable

dans les dernières années. L'hôpital de Copenhague avait 100 lits en 1895. Il en a maintenant 350 ; au mois de juillet prochain, il en aura 400. Tous les lits sont pris, et l'on est souvent obligé de refuser des malades.

« Il y a quatre ans, on a fondé une clinique de 20 lits à Hersen en Jutland. Il faut l'augmenter cette année. L'an dernier, on a ouvert des cliniques à Aarrhus et à Aalborg, plus un hôpital de 35 lits à Nanders. A l'automne prochain, les Sœurs vont s'installer dans un hôpital de 70 lits qu'elles finissent de construire à Esberg. Si le manque de bras ne se fait pas sentir trop vivement, on remplacera bientôt la clinique de Aarrhus par un grand hôpital. *Les médecins protestants de cette grande ville viennent souvent demander aux Sœurs d'aller de l'avant.* » (*Univers* du 8 avril 1904.)

Les faits et les paroles des protestants disent ce qu'il faut penser des allégations de la miss fanatique, digne auxiliaire des francs-maçons, et l'Egérie de plusieurs d'entre eux, sinon de la secte entière, dans l'œuvre de destruction des hôpitaux français qu'ils sont en train d'accomplir.

A l'entendre, miss Nittinghale aurait appris au monde comment doivent être tenus les hôpitaux (1) ; elle aurait, sous le nom de *nurses*, formé les garde-malades modèles. Miss Nittinghale a passé six mois chez les Sœurs de la Charité. Admiratrice de leur dévouement et du bon ordre de leurs établissements, elle a cherché à en doter le protestantisme. Ne leur ayant pris ni la confession, ni l'Eucharistie, la copie reste et restera toujours au-dessous du modèle. Les Anglais eux-mêmes appellent auprès de leurs malades des garde-malades congréganistes catholiques. Les *Sœurs de l'Espérance* ne peuvent pas suffire aux demandes qui leur sont adressées dans le pays même des *nurses*. Dans la ville où la dépréciatrice des institutions françaises enseigne depuis déjà de longues années, elle a

(1 Miss Nittinghale fit son premier essai dans la guerre de Crimée. Il ne fut pas heureux. Tandis que les Filles de la Charité tombaient par trentaine auprès des cholériques et des fiévreux, le bataillon de miss Nittinghale faisait rire l'Europe par ses aventures galantes. Il en périt fort peu ; elles devaient se réserver pour les soins de la maternité.

dû former de ces garde-malades qu'elle présente comme types. Les protestants, en grand nombre, appellent des religieuses catholiques. Ils ne font qu'imiter les libres penseurs, les francs-maçons les plus acharnés à les chasser des hôpitaux, des ménages des pauvres ; les Jaurès, les Bourgeois et bien d'autres appellent des religieuses garde-malades auprès de leurs proches visités par la maladie.

Oh ! les Caïn, pires que le premier Caïn. Caïn ne trépigna pas sa victime ; les laïcisateurs trépignent chez les infirmes et les malades des hôpitaux ce que la conscience a de plus intime et de plus sacré. Caïn n'insulta pas Abel par ses ricanements ; les laïcisateurs insultent leurs victimes par leurs dérisions de leur garantir la liberté de conscience. Caïn ne souffleta pas ses sœurs ; les modernes Caïn soufflettent les honnêtes femmes de France, en livrant nos malades, nos pauvres, les fils de ces Françaises, à des étrangères par la foi, plus encore que par la nationalité. Caïn n'empêcha pas Abel de lever ses yeux vers le ciel ; les modernes Caïn n'omettent rien pour en dérober la vue aux malheureux contraints de demander asile aux hôpitaux. Caïn n'essaya pas de faire pécher Abel, et de le faire paraître devant Dieu avec des remords non apaisés ; les modernes Caïn font des hôpitaux laïcisés des lieux d'excitation à l'indécence et à l'impiété, et obstruent les voies du repentir et du pardon. Caïn ne dépouilla pas Abel pour se parer de ses biens ravis ; les modernes Caïn plongent leurs mains rapaces dans les biens des pauvres, et se font de la spoliation un moyen pour conserver leur abominable pouvoir.

CHAPITRE IV

LES HOPITAUX ET LES ŒUVRES DE CHARITÉ SPOLIÉS AU PROFIT DES SECTAIRES ET POUR L'ASSERVISSEMENT DE LA FRANCE

I. — La métaphysique de la spoliation par le rapporteur Buisson. — La vie de l'homme mesurée d'après les jouissances bestiales qu'elle lui procure. — Aveu que la république ne peut pas persuader le dévouement. — Non-sens, contradictions sur la spontanéité, la liberté du dévouement religieux. — Cynique cruauté. — Se dévouer gratuitement, ce n'est pas vivre. — Ces canailleries écrasées par le roi de Suède, l'empereur d'Allemagne, le général Jeannerod, par le vice-amiral Fleuriot-Delangle, les médecins de Lorient. — Le général Jeannerod mis à la retraite, injurié, pour avoir donné à des femmes françaises les mêmes louanges que l'empereur d'Allemagne et le roi de Suède.

II. — Le rapporteur et la secte disposent de la plus sacrée des propriétés, celle des pauvres. — L'État, c'est-à-dire le gouvernement, n'est nullement le propriétaire des biens des hôpitaux. — Dépenses phénoménales qu'emporte la circulaire Combes pour la formation de l'infirmière laïque, le salaire de ses années de service, pour sa retraite. — Comparaison avec la Sœur de Charité. — L'on ne pourra guère recevoir que des malades payants. — Ce sera la reprise de la tradition de 93.

III. — Mainmise de la secte sur toutes les fondations charitables. — Enormes traitements. — Fourmilière d'employés. — Leur premier soin : veiller à ce que le secours n'aille pas aux sérieux chrétiens, faire la guerre au Christ au nom duquel ces fondations furent faites. — Dureté sans nom de l'*outillage* laïque. — Insignifiance des secours des bureaux de bienfaisance de Paris. — Labyrinthe à traverser pour obtenir secours de l'Assistance. — Contraste : avec de grandes ressources l'assistance laïque ne produit presque rien ; avec rien la charité catholique fait des merveilles. — *Jésus-Christ* par ses thaumaturges de la charité continue à ressusciter et à guérir les corps et les âmes. — Exemples. — Le Cotolengo de Turin : détails. — Pour chasser le Christ, la laïcisation détruit les greniers d'abondance élevés par sa vertu, et s'y installe pour y assouvir ses cruels appétits.

IV. — Afin d'ouvrir un *débouché* aux activités féminines de son clan, le ministre chasse les femmes dont l'activité est célébrée par l'univers entier. Son emportement contre les gouvernements qui ont laissé ces glorieuses Françaises se former sur la terre de France. — Son ingratitude. — Leur nombre et celui de leurs établissements, tels que les donne le ministre, prouvent la faveur de l'esprit moderne, loin d'en établir l'opposition. — Les congrégations autorisées ne l'étaient que pour motif d'utilité publique ; les non autorisées n'étaient pas en opposition avec la loi. — Barbarie sans nom de jeter 300,000 Français ou Françaises à la rue, de les envoyer *chercher à gagner leur vie, chacun où il pourra*. Combien le traitement serait différent, si elles étaient autant de Thérèses Daurignac, des Juives, des filles perdues.

V. — Par quels mots la secte dissimule ses déprédations. — Par de riches prébendes, elle récompense et exalte les sectaires influents. — Selon son aveu, elle se crée un personnel inférieur dont le premier devoir est de la soutenir et de lui obtenir des suffrages dans les élections. — Odieuse propagande sectaire dans les hôpitaux. — La secte fortifie et resserre la chaîne avec laquelle elle tient la France dans les fers, et la ramène à l'esclavage antique.

I

Le rapporteur de l'édit contre les congrégations, M. Buisson, a voulu justifier métaphysiquement leur spoliation et leur expulsion : métaphysique à lui ; le genre humain ne la connaissait pas encore ; la voici telle qu'elle est exposée dans le rapport mis sous les yeux des députés, ses collègues (1re partie, p. IV) :

« *Ecoles, asiles, hospices, donnent la préférence aux congrégations, parce qu'elles fournissent des ouvriers et des ouvrières qui ne coûtent presque rien. Et pour qu'en effet ils ne coûtent presque rien,* IL FAUT QU'ILS NE VIVENT PRESQUE PAS ; IL FAUT QU'ILS AIENT RENONCÉ A LEUR PART D'HUMANITÉ. *Même pour servir l'humanité, elle* (la République) *n'a pas le droit de persuader à quelques milliers d'êtres humains de se* RETRANCHER DE L'HUMANITÉ. *Si des dévouements veulent se produire, ils seront toujours les bienvenus ; mais le dévouement est chose individuelle, qui doit rester toujours spontanée, toujours libre.* »

Se contenter du vivre nécessaire, afin de verser le superflu de ses biens et de son travail sur ceux qui manquent de vivres et sont impuissants au travail, ce n'est pas faire de la vie un usage qui honore l'humanité ; non ; *c'est presque ne pas vivre.* Renoncer, en restant chaste devant Dieu et devant les hommes, à fonder une famille pour se donner à la multitude des êtres infirmes qui n'ont pas de famille, ce n'est pas atteindre le point culminant de l'humanité ; non, *c'est renoncer à sa part d'humanité.* Se discipliner sous des lois et des chefs pleins de sagesse, ce n'est pas remporter la plus noble des victoires, en refrénant le caprice et la fantaisie ennemis de tout ordre ; non ; *c'est se retrancher de l'humanité.*

Moralistes de tous les peuples qui ont quelque ombre de civilisation, de tous les temps et de tous les lieux, qui avez vu en ces choses les splendeurs de l'humanité, foi de Ferdinand Buisson, vous vous êtes totalement trompés ; vous tous qui, dans les épidémies, les guerres, les incendies, les fléaux publics, exposez et perdez parfois la vie pour sauver celle de vos semblables, le genre humain est dans l'erreur, quand il vous prodigue ses admirations, et salue en vous son glorieux épanouissement. L'heure où vous vous précipitiez dans ces périls estimés glorieux par le vulgaire, n'est pas de votre vie l'heure où vous avez le plus vécu ; à cette heure-là *vous ne viviez presque plus, vous vous retranchiez de l'humanité.*

Que la république ne se reconnaisse pas le droit, et encore moins le pouvoir de persuader à des milliers d'êtres humains de *se retrancher de l'humanité, même pour servir l'humanité,* qui pourrait être assez simple pour lui reconnaître semblable don de persuasion ? Ce qu'on lui demande, c'est de laisser la liberté à ceux qui ont puisé ailleurs semblable persuasion ; mais c'est trop demander ; c'est demander à des malfaiteurs rongés jusqu'aux os par la haine et l'envie, de tolérer les tableaux vivants, qui par le contraste mettent à nu leur infernale laideur.

Que peut signifier la phraséologie suivante : *Si des dévouements veulent se produire, ils seront les bienvenus* ? Que fait l'odieux rapporteur, sinon les combattre, en les retranchant de l'humanité ? Que veut-il dire que le dévouement doit être *individuel* ? Est-ce que le dévouement de Pierre est celui de Paul ? Mais si tous deux, et un grand nombre encore, épris de la même passion de dévouement, s'associent pour en décupler, en centupler les bienfaits, qui donc, sinon des ennemis du bien, peut les en empêcher ? Que signifie *toujours spontané ?* Qui s'avise d'appeler dévouement des services arrachés par la force, ou par l'appât d'un salaire qui les paiera avec usure ?

Des dévouements toujours libres. Quoi de plus libre que les engagements religieux contractés après une ou plusieurs années de réflexion, et qui, comme chez les Sœurs de Saint-Vincent de Paul, expirent chaque année le 25 mars ? La plupart des séculiers n'en ont-ils pas pour un plus long terme, et qu'ils ne peuvent pas rompre sans avoir affaire avec les tribunaux ? Il n'en est pas ainsi des vœux, des engagements religieux, quelque perpétuels et solennels qu'ils soient. S'il plaît à quelque Loyson de les rompre pour réclamer *toute sa part d'humanité*, s'il lui plaît de les traiter, comme le fait le rapporteur, *d'entraînement de cœur et d'imagination, de résolution prise dans un moment de crise*, s'il va plus loin, et i, comme certain Iscariote qu'on pourrait nommer, il lui prend fantaisie de calomnier et de ridiculiser ceux dont il s'est lassé d'imiter les exemples et les vertus, loin d'être traduit devant les tribunaux, il touchera les trente deniers de Judas, soit par un libraire avide de scandale, qui lui paiera en espèces sonnantes les pages diffamatoires, soit par la faveur accordée au transfuge par les ennemis du Maître, toujours vivant, et toujours haï dans la personne de ceux qui se glorifient de lui appartenir.

Ce que le rapporteur dit plus loin de centaines de petites congrégations enseignantes est d'autant plus vrai des hospitalières, qu'il en est dans ce nombre qui sont à la fois enseignantes et hospitalières. *Depuis leur fondation*, dit-il, *elles ont vécu correctement sous les yeux de la loi ;* cela ne doit pas arrêter la proscription, par cette raison digne du courage des proscripteurs : *Elles accepteront en pleurant sans doute l'ordre de la loi, elles regretteront leurs couvents, mais elles ne songeront pas à les rétablir en fraude* (§ 6). *Et des engagements auxquels on ne renonce qu'en pleurant, qu'avec des regrets persévérants*, ne sont pas des engagements *spontanés, libres !* ce sont *entraînements de cœur, d'imagination*, auxquels on est fidèle depuis 20, 30, 40, 50 ans. Quand le rapporteur les envoie chercher leur vie, *chacune où elle pourra*, il ajoute un nouveau trait à ce composé de tartuferie, d'iniquité, de lâcheté, de contradiction, de basse tyrannie, de barbarie, qu'est la pièce, sans que l'on puisse dire ce qui y domine, si ce n'est que tout cela s'y trouve au plus haut degré.

Les Sœurs hospitalières ne *vivent presque pas*, parce qu'elles ne reçoivent que le nécessaire pour continuer leur vie de dévouement. L'hôpital donne aux Sœurs de Saint-Vincent de Paul le vivre, le logement, le luminaire et 200 francs pour qu'elles s'achètent linge de corps, robes grises et cornettes. Il n'en est pas autrement, croyons-nous, des autres hospitalières.

Puisque se contenter de si peu c'est *presque ne pas vivre*, il faudra retrancher le *presque* pour celles qui ne reçoivent absolument rien, telles que les admirables *Petites Sœurs de l'Assomption, les Petites Sœurs des Pauvres*.

Malheureuse France ! Ces bestialités tombent de la plume d'un inspecteur supérieur de l'instruction primaire ; elles font partie d'un rapport à la Chambre de nos confectionneurs de lois ! Comme si s'élever le plus possible au-dessus des nécessités animales n'était pas le signe de la dignité de notre nature ! Considérez, a dit le Maître, les oiseaux du ciel que ne tourmente pas la sollicitude de semer et de moissonner. (*Matth.* VI, 26.)

Oiseaux du ciel, nés en France, c'est une consolation pour quiconque est Français de voir combien vous êtes justement appréciés dans les pays mêmes où vous n'avez pas pris naissance. Les témoignages les plus augustes en votre faveur retombent écrasants sur la basse engeance qui veut vous bannir d'auprès de vos chers malades, des malades de cette France dont vous êtes la fleur la plus exquise.

C'est S. M. le roi de Suède, de la Suède où l'on a bien osé écrire que vous deviez aller prendre des leçons sur la manière de tenir les hôpitaux, c'est Sa Majesté qui, en quittant Aix-les-Bains, aperçoit du wagon-salon où elle était déjà montée, deux humbles Sœurs de Saint-Joseph de Chambéry ; elle les fait prier de venir jusqu'à elle, et leur tendant gracieusement la main, leur dit : « Mes Sœurs, je suis le roi de Norvège, où votre congrégation possède, à Christiania, des hôpitaux et des écoles prospères. Je connais tout le bien que vos Sœurs font dans mon pays, et je tiens à vous en exprimer ma profonde reconnaissance. » (*La Croix*, samedi 21 mai.)

C'est S. M. l'empereur d'Allemagne, qui, du bord de son yacht le *Hohenzollern* à l'ancre dans le port de Messine, daigne descendre dans la barque où deux Petites Sœurs des Pauvres lui ont été signalées, leur fait une riche aumône, et leur tient ce langage :

« Je vous connais et vous admire. En visitant votre maison de Metz, j'ai connu vos Sœurs de Metz ; elles sont courageuses autant que modestes. Leur supérieure est digne de toute estime. »

Le témoignage rendu à ces Françaises par deux souverains étrangers, le général du 1er corps de l'armée française ne peut pas l'exprimer. L'on sait ce qui est arrivé à son commandant, le général Jeannerod. L'hôpital militaire de Lille ayant été laïcisé, il parlait ainsi des Sœurs qui l'avaient desservi durant trente ans :

« Véritables sœurs du soldat, elles ont entouré nos malades des soins les plus dévoués et les PLUS INTELLIGENTS. Jamais on ne dira trop les soulagements et les consolations que les malades ont reçus de leur charité. Au nom de nos malades, au nom de nos médecins dont elles ont été les précieuses auxiliaires, le général commandant du 1er corps d'armée adresse ses remerciements à Mme la supérieure et aux religieuses de la Sagesse de l'hôpital militaire de Lille, et les assure de la profonde gratitude qui leur sera gardée dans la première région militaire. »

La mise en disponibilité immédiate a puni le vaillant commandant d'avoir, au nom de l'armée, exprimé à des Françaises sa gratitude et son admiration, en des termes aussi significatifs que l'avaient fait LL. MM. le roi de Suède et l'empereur d'Allemagne au nom de leurs sujets. Il s'est trouvé à la tribune une voix pour traiter de factieux ce noble accent de la reconnaissance la plus méritée. Pour tempérer la honte de ces *truanderies*, opposons la voix de la vraie France. Tels les médecins de Lorient envoyant à ces mêmes Sœurs de la Sagesse, renvoyées du bureau de bienfaisance de leur ville, ce témoignage de reconnaissance pour la collaboration éclairée et dévouée qu'ils en avaient constamment reçue. Ils écrivaient :

« Nous ne pouvons vous laisser partir du bureau de bienfaisance de Lorient, où depuis cinquante-neuf ans les religieuses de votre ordre ont rendu de si grands services, sans vous adresser tous nos remerciements pour la collaboration éclairée et dévouée que vous avez toujours accordée aux médecins des pauvres. Nous avons vu vos Sœurs à l'œuvre dans des circonstances les plus délicates, souvent pénibles et toujours périlleuses, en temps d'épidémie, de diphtérie, de typhoïde, de choléra, etc., même en temps de guerre, aux ambulances de Lorient. Vous avez toujours été à la hauteur de votre mission, et toujours les médecins qui nous ont précédés ont, comme nous-mêmes, rendu hommage à votre dévouement sans limites.

« Merci... du fond du cœur pour tous ceux que vous avez soignés avec tant de zèle et de charité au milieu de leur navrante détresse ; merci pour tous ceux dont vous avez allégé les souffrances et pansé les plaies ; merci, enfin, pour tous ceux que vous avez consolés dans les angoisses de la misère et de la mort. » (*Nouvelliste* de Bordeaux, 7 juin 1904.)

A celles que le néfaste ministre de la marine s'est hâté de chasser des hôpitaux maritimes, apportons le témoignage d'un noble amiral qui du fond de sa glorieuse retraite atteste ce que sont sur tous les rivages les héroïques filles, le témoignage d'une des illustrations de notre pavillon, le comte Fleuriot-Delangle.

« J'ai passé quarante ans de mon existence sur les vaisseaux de la France. J'ai couru bien des mers, abordé bien des rivages. Sur ces rivages d'Afrique, d'Amérique, d'Europe ou d'Asie, chez les peuples chrétiens, musulmans, anthropophages, j'ai d'abord rencontré sous le bavolet de linon, ou sous le voile noir, le doux visage de nos Sœurs de France.

« Je les ai vues ; que dis je ? je les ai senties circuler autour des lits de nos matelots, de nos soldats malades, rendant les uns à leurs mères lointaines, montrant le ciel du Dieu vivant à ceux qui allaient mourir.

« Au moment où un ministre mal informé (?) les chasse, il appartient à un vieux marin de dire à ces saintes filles, remplaçantes de celles dont moi et mes camarades avons reçu les soins, un merci sorti du fond du cœur.

« Puisse cet adieu d'un vieil ami tempérer un peu l'amertume du dur pain de l'exil.

« Puissent nos prières à Dieu qui nous voit et nous entend, hâter le retour de ces fiancées du Christ près de leurs chers malades matelots et soldats.

« *Le contre-amiral en retraite*, COMTE FLEURIOT-DELANGLE. »

Semer ainsi les bienfaits sur toutes les plages, mériter des témoignages si désintéressés, tombés de si haut, si universels, c'est ne vivre presque pas, *c'est se retrancher sa part d'humanité, se retrancher de l'humanité* ! Vivre pleinement, jouir de toute sa part d'humanité, c'est satisfaire largement ses appétits égoïstes, aux dépens des malheureux. Lisez plutôt ce passage visqueux, venimeux, comme le factum tout entier du huguenot rapporteur.

II

« *Quand même on démontrerait*, écrit M. Buisson, *que l'Etat perdra beaucoup d'argent à ne plus vouloir tirer parti, soit de la simplicité des personnes qui se privent de tout ici-bas pour gagner le ciel, soit de l'excès d'abnégation de celles qui s'imaginent ne pouvoir servir leurs semblables qu'en se condamnant au monachisme, nous n'hésiterions pas. Il n'est pas permis à la République, même pour faire à meilleur marché des écoles et des hospices, de continuer à spéculer ni sur ce qu'il y a de meilleur, ni sur ce qu'il y a de pire dans la nature humaine.* »

De ce charabia qui cherche à persifler, et n'est qu'ineptement impie, laissons les insanités pour nous en tenir à la question d'argent. L'argent, ce sont les revenus des hôpitaux, c'est-à-dire la plus sacrée des propriétés, puisque c'est celle de ceux qui n'en ont pas d'autre.

La propriété des hôpitaux appartient à la République, moins que toute autre propriété particulière. Si cet être si indéfini qui s'appelle l'Etat, et qui n'est que le gouvernement, chose bien différente, en est l'administrateur légitime, — ce qui est contestable, — il n'en est pas le propriétaire. En dépouiller les pauvres au profit de créatures privilégiées, c'est, de la part de ceux qui se disent l'Etat, la plus flagrante, la plus révoltante des iniquités. Or la circulaire du 28 octobre entraîne de telles dépenses que rien, ou à peu près rien, ne restera pour les pauvres. Millions pour former les aspirantes au diplôme, millions pour payer les diplômées, millions pour leur servir de bonne heure une retraite honorable : c'est ce qui résulte des dispositions qu'elle prescrit.

Les commissions administratives, y est-il dit, doivent s'assurer le recrutement d'un personnel capable, soit en créant une école d'infirmières, soit en traitant avec un autre hôpital pourvu d'une telle école. Le nombre d'élèves sera proportionné aux besoins de la région à desservir. L'expérience a conduit à compter une infirmière pour six ou huit malades, et un roulement de vingt ans. L'âge d'admission est dix-huit ans au minimum, trente au maximum. Pour faciliter la transition, on pourra se contenter du certificat d'études primaires ; mais il faut tendre à rendre obligatoire le brevet de capacité (1).

Pour la matière de l'enseignement, M. Combes renvoie à la circulaire de son prédécesseur de 1899. Ce doit être ce que l'on a vu pratiqué à l'école de la Pitié. Une première année est consacrée à l'enseignement ; la seconde est une

(1) Mme Leroy-Allais nous a montré l'Assistance publique acceptant de préparer à ce premier degré les filles les plus illettrées et les moins susceptibles de culture. Le journal plusieurs fois cité, parlant de la distribution des diplômes qui eut lieu à la Salpêtrière le 28 juillet 1903, écrit : « La séance est interminable. On distribue aussi les prix des cours primaires qui ont préparé les infirmières de bonne volonté au certificat d'études, et les petits bonnets défilent innombrables » (p. 433).

année de stage sous la direction de l'école : comme alors la jeune infirmière sera déjà en état de rendre des services appréciables, elle devra recevoir une rémunération.

L'enseignement est gratuit, ainsi que l'entretien, moyennant l'engagement de servir pendant quelques années, sous peine de remboursement des frais d'entretien. Un uniforme simple et seyant (*sic*) sera donné aux élèves, et plus tard aux infirmières par l'établissement; elles pourront le porter même dans les sorties.

L'internat est préférable, quoique l'externat ne soit pas exclu. Le régime de l'internat ne doit avoir rien de rigide, ni de morose. L'installation en sera gaie et attrayante. Chaque élève devra avoir sa chambre séparée, meublée sans luxe, mais avec goût. Un réfectoire et une salle de bains seront exclusivement réservés aux élèves, et de plus, une salle commune sera mise à leur disposition, où, dans les moments de loisir, elles pourront se réunir, causer, lire et recevoir leurs parents ou leurs amies du dehors.

Les religieuses de Saint-Vincent de Paul, celles de Nevers, n'ont pas de chambres séparées. Elles couchent dans des dortoirs, dont le luxe est celui des salles de leurs malades, une exquise propreté. Les religieuses hospitalières quittent avec leurs familles des chambres meublées souvent avec luxe, toujours convenablement ; les laïques, sorties des conditions infimes de la société, à quelques exceptions près, trouvent, à leur entrée à l'hospice, ce que les premières ont laissé dans le monde. Des secondes, l'on ne pourra pas dire qu'elles ne prennent pas *leur part d'humanité* ; mais ce sera aux dépens d'une foule de malheureux qui en mourront de misère avant le temps ; les hospices manqueront de fonds pour les recevoir.

Les frais du nouvel établissement, de l'installation gaie et attrayante, seront, d'après M. Combes, d'environ 4,000 fr. par élève : soit pour 20 élèves, 80,000 fr., chiffre que le ministre semble regarder comme une bagatelle, encore que ce soient 800 indigents privés chacun d'une somme de 100 fr., somme importante pour qui n'a pas le sou. Mais 20 élèves, c'est peu pour une région, pour un département.

L'on reste bien au-dessous de la réalité, en évaluant à une moyenne de 1,000 les malades des hôpitaux d'un département. La circulaire nous dit qu'il faut une infirmière pour 6 ou 8 malades. Ce seront donc 125 laïques à pourvoir de l'enseignement technique. Il faut, d'après la circulaire, compter une dépense de 4,000 francs par élève ; ce seront donc 500,000 francs par département, à prélever sur les fonds des hôpitaux, plus de 40,000,000 pour la France entière.

La circulaire ne parlant que des frais d'un premier établissement ne semble pas comprendre dans cette évaluation les dépenses pour l'entretien des candidates, pour leur costume, le salaire des maîtres et des maîtresses qui donneront l'enseignement technique. N'y aura-t-il pas de ce chef, pour les hôpitaux considérables, une dépense annuelle de 15 à 20,000 francs, et plus encore ? Tous ces millions seront prélevés pour la formation du personnel laïque, pour le faire arriver au diplôme.

Les diplômées en exercice devront, dit la circulaire, recevoir des traitements *honorables ;* il ne faut pas négliger le stimulant de l'avancement : plusieurs classes devront être établies. Il faudra chercher une bonne directrice. C'est d'elle qu'en très grande partie dépendra le succès de l'école. Il importe donc de lui faire une situation convenable, permettant le choix. L'infirmière, telle qu'on doit la concevoir, est absolument différente de la servante employée aux gros ouvrages de cuisine, de nettoyage... C'est la collaboratrice disciplinée et intelligente du médecin et du chirurgien ; il est essentiel de sauvegarder sa dignité personnelle. Ainsi en dispose la circulaire.

A la Pitié, les simples stagiaires touchent, outre la table et le logement, 400 francs, somme double de celle des congréganistes en exercice, mais jugée insuffisante par le journal cité. Le coût d'un habit pour paraître au bal des internes, d'une toilette pour les jours de sortie, est tout autre en effet que celui des congréganistes qui renoncent à leur *part d'humanité.*

Quel devra donc être le traitement d'une diplômée pour être honorable ?

La rédactrice du journal nous apprend qu'à la suite de l'obtention de son diplôme, un poste de sous-surveillante lui fut offert aux appointements de 1,160 francs, avec prestation en nature de la nourriture, du logement, du blanchissage (p. 431). C'était un début, c'était en province, à Beaucaire. Les salaires doivent être plus élevés à Paris. Puisque celui d'une sous-surveillante est de 1,160 francs, il ne semble pas que l'on soit au-dessous de la réalité, en portant à quatorze ou quinze cents francs ce qui est attribué à la surveillante. Il faut offrir à la directrice une situation telle qu'elle permette le choix sur plusieurs concurrentes capables. Y parviendra-t-on avec 2,000 francs ? Les simples infirmières diplômées touchent, assure-t-on, dans un hôpital de province, 800 francs. La moyenne de ce personnel à instruction technique dépassera 1,000 francs.

Est-ce assez puiser dans les fonds des pauvres ? Nous sommes loin de toucher au bout. Des pensions de retraite doivent être constituées pour les infirmières ayant rendu des services *suffisants*. Puisque, d'après la circulaire, il faut compter sur *un roulement de vingt ans*, vingt ans de service seront suffisants. A une infirmière laïque diplômée à 22 ans, les pauvres auront donné 4,000 francs pour sa formation, un salaire annuel de plus de 1,000 francs pendant vingt ans, et devront lui servir une retraite à partir de 42 ans ; moitié du traitement sans doute. Supposons que la retraitée atteigne 72 ans : ce sera 4,000 francs pour sa formation, 20,000 pour ses vingt ans de service, 15,000 pour ses années de retraite, en tout 39,000. Une Fille de Saint-Vincent de Paul, qui aurait débuté au même âge, n'aurait rien coûté pour sa formation, n'aurait prélevé que 4,000 francs pour ses vingt ans de service. Elles ne prennent pas leur retraite de si bonne heure, à moins que la mort — ce qui arrive souvent — ne leur donne la seule digne de leur dévouement, le Paradis. Elles servent jusqu'à extinction de forces. Si les plus vigoureuses peuvent se tenir sur pied jusqu'à 62 ans, elles auront fait pour 8,000 francs deux fois le service de laïque qui aura touché *cinq fois plus*. Est-ce que les tribunaux ne condamneraient pas sans hésiter le tuteur qui aurait, uniquement pour obéir à ses fantaisies, dilapidé les biens d'un pupille, comme d'après la circulaire ministérielle seront dissipés les biens des pauvres (1)?

Et cependant ce n'est pas tout. D'après M. Combes, les *collaboratrices* du médecin et du chirurgien ne doivent pas descendre aux basses besognes de la cuisine, du nettoyage. Il faudra donc multiplier cuisinières et servantes, non pas seulement pour les besoins des hospitalisés, mais pour le service de ces dames et demoiselles. Cela se fait dans certains hôpitaux, où l'on introduit la laïcisation. Il y a cuisinières, servantes pour ce personnel, et l'on assure qu'il se traite bien. Louis Veuillot raconte qu'il a surpris le Père de Ravignan en train de balayer sa chambre. C'est la règle, même dans les Ordres religieux d'hommes, que chacun prenne exclusivement soin de sa cellule. A combien plus forte raison dans les Ordres religieux de femmes, quand elles en ont! Dans les hôpitaux, ordinairement une religieuse, souvent une converse, est à la tête de la cuisine, ayant sous ses ordres le personnel gagé, nécessité par le nombre des hospitalisés.

Le personnel enseignant ne donnera pas non plus gratuitement les leçons techniques, pas plus que les médecins ne feront gratuitement leurs visites.

Les collaboratrices du médecin n'iront pas faire les gros achats. Loin de diminuer les ronds-de-cuir déjà trop nombreux, la laïcisation est dans son esprit en les multipliant.

Après le passage de cette armée de budgétivores, que restera-t-il pour les pauvres? M. Combes, tout en s'efforçant de dissimuler l'énormité de tant de dépenses, ne recule pas devant l'aveu qu'il faudra diminuer le nombre

(1) L'hôpital de la Pitié à Paris est loin de répondre aux *desiderata* de M. Combes. Voici ce qu'en dit le journal: « Les dortoirs de la Pitié sont légendaires, véritables nids à rats situés sous les combles des plus vieux bâtiments de l'hôpital... Sous la fenêtre à tabatière qui ferme mal, la pluie tombe le jour, le froid tombe la nuit: parquets disjoints, poussière de crachats et de crottins de la rue, vieilles jupes, loques abandonnées...On peut tout y trouver à certaines heures, tout, hormis la santé! ... Dans ces greniers, les lits se touchent de si près que les pieds d'une infirmière atteignent l'oreiller d'une autre. Ce détail suffirait... J'en passe et de plus écœurants » (p. 416).

des lits. Que deviendront les malades pauvres qui ne pourront pas être admis ? Ce sera le plus grand nombre. M. Combes parle de l'assistance médicale. Mais l'assistance médicale donne-t-elle le vivre, le lit, etc. ? L'on ne pourra recevoir presque que des malades payants, et l'on est effrayé des sommes demandées à des ouvriers, à des servantes, qui, pour n'être pas de la ville, ne sont admis dans des besoins accidentels, mais urgents, que sur paiement.

La tradition révolutionnaire, dit-on, est un bloc qu'il faut prendre tout entier. Ce n'est ni la spoliation du pauvre, ni la manière hypocrite de l'opérer, qui sont laissées de côté. Ecoutons l'historien de la charité en France :

« *Sous prétexte de changer l'aumône en pension la République de 93 s'empara de tous les biens légués pendant de longs siècles par la générosité des princes et des particuliers ; elle en ordonna la vente au profit du Trésor. En compensation, on ouvrit dans chaque chef-lieu de canton le grand livre de la bienfaisance publique. On devait y inscrire au nom de tous les invalides, veuves, orphelins, enfants trouvés, des pensions* QUI NE FURENT JAMAIS PAYÉES A PERSONNE. *Napoléon ferma le grand livre dont* TOUTES LES PAGES ÉTAIENT BLANCHES, *rendit aux hôpitaux les biens* NON VENDUS... *Des administrateurs furent chargés, au nom de la commune, de diriger* GRATUITEMENT *les établissements charitables, et l'on confia aux Sœurs le soin des malades et des indigents. La direction fut laïque, l'action dut être religieuse.* » (M. de Melun, *Vie de Sœur Rosalie*, p. 37.)

Sous prétexte d'*enseignement technique*, plus exactement pour se débarrasser d'infirmières qui ne prennent pas leur part d'*humanité*, on en constituera d'autres qui en jouiront dans toute l'étendue qu'elle peut comporter. En faveur de ces privilégiés, on laissera mourir de misère et de faim les vieillards indigents, les infirmes, les orphelins, les enfants abandonnés. Ces era reprendre, tous les documents s'accordent, la tradition de 93 : celle des *Caïnites* de tous les temps. Le livre inspiré nous les représente se disant : *Opprimons le pauvre ; pas de pitié pour la veuve, ni de respect pour le vieillard. La loi de* LA JUSTICE, C'EST NOTRE FORCE ; *tout ce qui est faible est inutile* (livre de la Sagesse, II, 10-11).

III

Hôpitaux, salles d'asile, orphelinats, bureaux de charité, appelés bureaux de bienfaisance pour en dissimuler l'origine chrétienne, autant d'institutions qui furent catholiques, pour la plupart ; la secte s'en empare, et prétend bien ne pas y laisser ombre de congréganiste.

La congréganiste, *en ne vivant presque pas*, comme dit le rapporteur, donne à vivre à ceux qui habitent ou fréquentent ces établissements hospitaliers. La secte, aux dépens de ces derniers, procure une existence parfois plantureuse, toujours recherchée, à une multitude de ses adeptes, et, par eux, elle met la main sur ceux qui reçoivent les miettes que n'absorbent pas les *budgétivores*. L'*outillage*, pour employer le langage de M. Combes, coûtera et coûte déjà cher.

Est-il vrai qu'à Paris, la maîtresse pièce revienne à 40,000 ou 45,000 francs par an ? C'est, a-t-il été dit, le salaire du directeur général de l'Assistance publique. Ce beau denier, cinq fois celui qui est alloué aux fabricants des lois, console le citoyen Mesureur du déboire que lui ont fait éprouver les électeurs de Paris, en s'obstinant à le rejeter parmi les rebuts des légiférants. Il ne fallait rien moins pour lui faire oublier que, n'étant plus de la commission des finances, il ne peut plus demander la suppression de l'ambassade auprès du Vatican, pour punir le Saint-Siège de poursuivre la béatification de Jeanne d'Arc.

Pour être la plus grasse, cette satrapie constituée sur les fonds de l'Assistance n'en exclut pas d'autres fort appétissantes. Il en est de huit, dix, douze mille francs, réservées aux titres d'inspecteurs, de directeurs dans les divers domaines de dame Assistance. Ce sont des pensions de retraite pour les personnges politiques importants qui ont éprouvé des malheurs dans la carrière ; elles sont parfois trouvées insuffisantes par les titulaires : tel cet ancien préfet de la Nièvre qui, dédommagé de sa préfecture par une de ces grosses sinécures, a dû mettre la frontière entre sa personne et Thémis mécontente du trop large trou creusé dans la comptabilité. Il ne manque pas d'indices, par exemple ce que l'on a raconté de la distribution des millions destinés aux sinistrés de la Martinique, qui permettent de croire que le *panamisme* sévit par là. Rien d'étonnant; c'est mal de famille. Autour de ces grosses pièces dont on nantit dame Assistance, fourmillent une foule de pièces secondaires destinées à noircir du papier, et à prendre garde que les quelques deniers qu'elle possède encore n'aillent pas s'égarer au profit de quelque indigent clérical, ou ayant des accointances avec les cléricaux. Les journaux nous ont parlé de malheureux pères de famille, de malheureuses mères, devant lesquels les bureaux de bienfaisance se fermaient parce que ces pauvres gens envoyaient leurs enfants à l'école catholique. Mettre ces infortunés dans l'alternative, ou bien de voir leurs petits crier de faim et grelotter de froid, ou les envoyer dans une école où on leur donnera un enseignement abhorré, impossible de mieux justifier le mot de Joseph de Maistre : L'impiété est canaille.

Encore ce fait que le *Nouvelliste* de Bordeaux raconte en son numéro du 7 juin :

« Il y a quelques jours, un visiteur d'un bureau de bienfaisance à Paris vint faire une enquête chez une pauvre vieille. Il entre, examine le misérable mobilier et voit un christ pendu au-dessus du lit. « Ah ! dit-il, vous avez « ça ! Vous n'êtes pas avec nous. Vous vous passerez de nos « secours. » Le fait est authentique. »

Et c'est au nom de Dieu dont il insulte l'image qu'ont été donnés, non seulement ce que le misérable appelle *nos secours*, mais encore le salaire qui le fait vivre et qu'il touche si indûment, à l'encontre des intentions des donateurs. Donner encore, pour que le don vienne entre pareilles mains, serait faire la guerre au Christ.

M. Combes qualifie heureusement d'*outillage* le personnel de l'Assistance. Tout cela, en effet, a la raideur d'un engrenage, est aussi incapable de pitié qu'une machine.

Deux ou trois faits seulement : on écrivait de Béziers au

journal la *Croix* qu'une malheureuse femme était venue frapper à la Maternité en demandant son admission d'urgence. Peine inutile : ses supplications allaient à un outillage ; il resta sourd ; elle accoucha à l'entrée de la machine, d'un enfant qui mourut en naissant. (La *Croix*, 31 mars 1904.)

A Paris, une femme paralysée recevait de l'Assistance publique un secours de trois francs par mois, avec lequel elle passait tant de jours sans rien manger qu'elle en serait morte, si les voisins ne lui avaient pas donné quelques suppléments; elle multiplie si bien les requêtes auprès de dame Assistance, que celle-ci se détermine à envoyer vers la malheureuse un des agents qui s'engraissent à son service. Après avoir pris connaissance de son état, le délégué de la dame octroya à la pauvre femme... un conseil : ce fut d'allumer un réchaud et de s'asphyxier !

Faut-il ajouter que dame Assistance habite un labyrinthe et que beaucoup de vrais nécessiteux s'arrêtent découragés, ou échouent devant le dédale des formalités à remplir? Pourquoi ne pas aller vous fixer à l'hôpital au lieu de traîner vos jours ainsi dans les rues et les places publiques? La question amène maintes fois cette réponse : Je n'ai pas la protection nécessaire pour m'y faire admettre.

Pendant que ces lignes s'impriment, la *Croix* de Paris du 16 septembre raconte le fait suivant d'après un journal ministériel : « Une pauvre femme, mère de deux enfants, abandonnée depuis dix-huit mois de son mari, se trouva sans ressources après une grave maladie. Elle et ses enfants mourant de faim, la malheureuse se décida à s'adresser à l'Assistance. Recueillant toutes ses forces, elle se leva, et se rendit aux bureaux de l'Assistance, elle exposa sa détresse à l'employé qui la reçut. — Vous êtes mariée, Madame? lui répondit le préposé de la bienfaisance officielle. — Oui, Monsieur; mais je vous ai déjà dit que mon mari était parti depuis près de deux ans. — Ça ne nous regarde pas. Pour nous, vous êtes toujours en puissance de mari. Retrouvez-le, ou montrez-nous son acte de décès; alors seulement nous nous occuperons de vous.

« Le soir, l'intervention des agents de police sauva la malheureuse et ses deux enfants d'une tentative de suicide. »

M. Ambroise Rendu écrit dans le *Correspondant* du 10 mai (p. 530) : « Les vingt bureaux de bienfaisance de Paris, malgré des ressources en apparence considérables, éparpillent les secours de telle sorte que les misères les plus dignes d'intérêt ne reçoivent qu'une insignifiante et stérile assistance. » Sans doute comme la pauvre vieille paralytique.

D'après le même publiciste, en 1902, le chiffre des indigents (assistés vraisemblablement) était de 55,750, car il dit plus loin : « Il y a dans Paris et le département de la Seine plus de 74,000 pauvres qui ont besoin d'assistance à cause de leur âge, de leurs infirmités ou de leurs charges de famille. » Ainsi les uns reçoivent une assistance insignifiante et stérile, et les autres, plus de 14,000 ne reçoivent rien.

L'esprit de Dieu est sur moi, il m'a oint des baumes de sa miséricorde, il m'a envoyé annoncer la bonne nouvelle aux pauvres, guérir les meurtrissures du cœur, annoncer l'année jubilaire, le jour des justes rétributions. Ce portrait du Messie tracé par les prophéties, l'Homme-Dieu se l'attribuait dès les commencements de sa vie évangélique, si bien résumée par ces paroles : *J'ai pitié des foules.*

Du cœur du Christ cette pitié pour les foules coule depuis dix-neuf siècles par autant de fleuves qu'il y a d'institutions charitables : hôpitaux, orphelinats, salles d'asile, bureaux de charité, etc. ; elle les a créées, elle y régnait, elle y renouvelait les prodiges du Christ.

Avec des ressources considérables, la laïcisation ne distribue que des secours insignifiants et stériles, et avec rien la charité catholique fait des merveilles qui seraient incroyables, si elles n'étaient pas sous nos yeux. C'est une merveille non seulement de l'Italie, mais du monde que le Cotolengo de Turin, fondé dans le dernier siècle par le vénérable chanoine de ce nom.

« Plus de trois mille hospitalisés n'y vivent uniquement que de la charité publique : aucuns revenus. Le vénérable fondateur n'en voulait pas... A la porte, des boîtes informes reçoivent les aumônes, argent, gros sous, débris de pain et de légumes. Ce sont toutes leurs rentes...

« Il y a, dans cet asile, des enfants, des hommes, des femmes de tout âge et de toutes infirmités : aveugles, sourds, muets, incurables, gâteux, crétins, fous furieux, malades retraités, fiévreux.

« Sous un seul supérieur, un prêtre, le cinquième depuis Cotolengo, un certain nombre de familles religieuses, hommes et femmes, ayant chacune son ou sa supérieure qui se met en relation avec le chef suprême, gouvernent cet immense asile (dont la population dépasse notablement celle de la plupart des chefs-lieux de canton de France).' » (*Etudes religieuses*, 5 août 1904, *La Tare*, p. 307 et suiv.)

N'est-ce pas la continuation du miracle de la multiplication des pains au désert ? Qui comptera pour combien de ses serviteurs et de ses servantes le Christ l'a reproduit et le reproduit tous les jours ? Les Dom Bosco, les Sœurs Rosalie, Jugan, sont de nos jours, ainsi que le vénérable Cotolengo. Ils n'avaient rien, et ils ont nourri et nourrissent encore des milliers et des milliers d'affamés, quand la barbarie sectaire ne détruit pas, avec leurs ruches, le miel si savoureux aux malheureux, qui en découle.

D'où est venue, d'où vient pareille vertu à ces thaumaturges de la charité? Du Christ qui était et est leur vie. « Le rouage du Cotolengo, dit M. Louis Perroy qui vient d'être cité, *c'est l'obéissance assurément* (le Christ est mort par obéissance), *mais surtout la prière et la communion.* » Et il nous décrit ces longues théories de podagres, d'enfants, de folles douces, qui se succèdent d'heure en heure, de jour et de nuit, dans la vaste église, d'où la prière monte incessamment vers Celui qui est venu du ciel sur la terre pour compatir.

La faim du corps est rassasiée, les blessures physiques pansées ; mais il est une faim plus insatiable, des blessures plus invétérées et plus cuisantes : la faim et les blessures de l'âme et du cœur. Au Cotolengo la faim de l'âme est apaisée par Celui qui est le vrai pain de vie, hors duquel il n'y a que la mort, dont les fièvres des passions sont les avantcoureuses ; les blessures du cœur sont guéries. En preuve l'admirable résignation au milieu des maux les plus cruels, dépeinte par M. Perroy, que je regrette de ne pouvoir citer plus longuement. C'est qu'au Cotolengo la communion est tellement en honneur que chaque matin, pendant trois quarts d'heure, quatre prêtres sont occupés à distribuer l'Eucharistie, à ce monde de malheureux selon le monde, savourant déjà, par la foi, l'espérance et l'amour, ce que le monde ne donnera jamais, le gage et les prémices du bonheur infini dont le cœur de l'homme est assoiffé.

Venez à moi, vous tous qui êtes chargés et qui êtes fatigués. Laissez venir à moi les petits enfants. Ce ne sont pas les justes, mais les pécheurs que je suis venu appeler à pénitence. Le Christ tient ce langage par la bouche des cent mille religieux et religieuses et plus encore, dont le cœur et les bras sont voués aux soins de toutes les misères ; il le tient par tant de bons prêtres qui ont le sens de leur ministère.

La libre pensée, par la laïcisation, fait invasion dans ces greniers où la pitié du Christ pour les foules nourrissait les corps, les âmes et les cœurs.

« Dehors, dehors, tout ce qui le rappelle, disent les laïcisateurs. L'homme est un bipède qui a des besoins plus raffinés. Laissez-nous satisfaire les nôtres, aux dépens de ceux qui ne sont que la partie négligeable de l'espèce. Tout ce qui est infirme est inutile. Si les malheureux ne sont pas contents des quelques restes que nous leur laissons, ils ont la ressource du réchaud. Pourquoi l'indigence s'avise-t-elle d'être mère ? Qu'elle accouche dans la rue, et que son fruit meure en naissant, qu'importe ? Pourquoi vient-elle m'importuner, tandis qu'avec les fonds que ces imbéciles de chrétiens lui avaient constitués, je prends la large part réclamée par *mon humanité*, assis à une bonne table, ou savourant auprès d'un bon feu la fumée de cigares exquis. »

IV

Ce langage qui se déduit des faits est la conséquence de la seconde partie de la phrase de M. Combes : La laïcisation aura *pour derniers termes, d'une part, un service public convenablement outillé, et d'autre part un débouché ouvert aux activités féminines sur le terrain où elles peuvent se déployer plus utilement.*

De quelles activités féminines veut parler le ministre? Manifestement, ce n'est pas de celles qui méritent de la part du roi de Suède, de l'empereur d'Allemagne, du peuple danois, du commandant du premier corps de l'armée française, de l'univers civilisé, des diplômes d'honneur que n'obtiendront jamais ses diplômées de l'enseignement technique. Ils leur ont été décernés, ces diplômes, sans avoir été recherchés, pour les services aussi *intelligents* que *dévoués*, pour le courage aussi modeste que persévérant que ces femmes ont déployé, qu'elles déploient encore dans une carrière où elles sont entrées, sans prétendre à d'autre récompense qu'à celle de faire du bien. M. Combes veut les en expulser et ouvrir *un débouché* sur ce théâtre de toutes les délicatesses du cœur.

Pour le ministre, en effet, ce théâtre est un terrain sur lequel un débouché déverse des activités là où elles peuvent être plus utiles. La pensée se porte sur un égout dégorgeant son trop plein là où les activités qu'il renferme sont, par le fait, les plus utiles ; car elles y font croître des légumes, tels que citrouilles, choux et laitues d'une rare grosseur. Ainsi les infirmières *déboucheront* par l'ouverture que le ministre leur ménage sur le terrain des hospices. Elles y trouveront de quoi développer leur humanité dans une ampleur que leur condition de naissance ne leur aurait pas permise ailleurs : gratuité de l'instruction pour arriver au diplôme, gros salaire, espoir d'avancement, retraite de bonne heure, gloire de devenir les collaboratrices des médecins et des chirurgiens. Que souhaiter de plus?

Le ministre ne s'intéresse qu'aux infirmières dont il peut acheter les services. Il laisse au roi de Suède et à l'empereur d'Allemagne le soin de louer celles qui ne coûtent presque rien ; encore bien malgré lui ; en preuve la fulgurante mise en disponibilité du général Jeannerod. Si le médecin de Pons avait été ministre sous les gouvernements précédents, ces monarques n'auraient pas eu l'occasion de payer cet honorable tribut d'éloges à des femmes françaises. Car M. Combes ne ménage pas le blâme aux gouvernements qui ont respecté les pépinières où ces fleurs du ciel ont grandi, lui qui disait à Laon, le 11 avril :

Quand on réfléchit que le nombre des congrégations autorisées au 1er juillet 1901 s'élevait à plus de 900, et celui de leurs établissements autorisés à plus de 15,000, quand on sait en outre que 600 autres congrégations s'étaient formées sans autorisation, ce qui frappe le plus ce n'est pas l'habileté cauteleuse de la congrégation se faufilant à travers les mailles de notre législation ; c'est la tolérance insensée des gouvernements à l'égard d'institutions si contraires à l'esprit de la société moderne.

Tolérance insensée ? Mais l'homme de Pons en fut le défenseur et le panégyriste dans le « Journal des Charentes ». *Tolérance insensée?* Vipère qui déchire le sein qui l'a nourri. Où en serait le petit paysan de Roque-Courbe, si une religieuse hospitalière, assure-t-on, n'avait pas payé sa pension au petit séminaire, ce que ne pouvait pas son honnête père, un petit fermier ; si les messieurs de Saint-Lazare ne l'avaient pas reçu gratuitement, ou à bas prix, au grand séminaire ? Où en serait le séminariste cherchant sa voie si les Assomptionnistes, qu'il traque aujourd'hui, ne lui avaient pas ouvert leur collège de Nîmes, et donné, avec le pain et les livres, les moyens de s'ouvrir un chemin ?

Les congrégations sont des institutions si contraires à l'esprit moderne ! Raisonnons un peu sur les données fournies par M. Combes lui-même. Au 1er juillet, le nombre des congrégations autorisées dépassait 900, et 600 s'étaient formées sans autorisation ; donc, plus de 1,500. Attribuer à chaque congrégation une moyenne de 200 membres, c'est certainement rester beaucoup au-dessous de la réalité : voilà cependant 300,000 Français et Françaises, si animés *d'un esprit profondément contraire à l'esprit de la société moderne qu'ils se faufilent à travers les mailles de la législation* : ce qui indique et une législation qui les enveloppe comme d'un filet pour les empêcher de diriger de ce côté leur existence, et une volonté particulièrement énergique pour surmonter l'obstacle. Ces trois cent mille Français et Françaises, à quelques rares exceptions près, ont embrassé ce genre de vie du consentement de leurs familles. Non seulement ces familles ont consenti, mais beaucoup ont contribué de leur avoir à leur ouvrir cette carrière. Voilà donc trois cent mille famille animées de l'esprit qui, d'après M. le ministre, est *si contraire à la société moderne !* Et ne faut-il pas grossir ce chiffre?

D'après le ministre, les congrégations approuvées possédaient 15,000 établissements autorisés. En supposant la même proportion pour les congrégations non autorisées, nous arrivons au chiffre de 25,000 établissements et plus : c'est-à-dire qu'il n'existait pas une seule localité, les villages exceptés, qui ne possédât un ou plusieurs de ces établissements. Etaient-ils par hasard installés sous terre ? En bien des lieux, c'était l'édifice le plus apparent... La société moderne les voyait-elle de mauvais œil ? Ce sont les commissions hospitalières qui ont appelé les religieuses au service des hospices.

Au fond, le crime des établissements congréganistes enseignants, c'est la faveur dont les entourait l'esprit public. M. Combes l'avoue dans un autre discours : les deux tiers des conseils municipaux se sont prononcés pour eux ; et le ministre les dit *si contraires à l'esprit de la société moderne !...* C'est-à-dire que pour lui la société moderne ne se compose que des adeptes des loges maçonniques, dont il s'est constitué le valet. Le reste, l'immense majorité, ne compte pas ; elle n'a pas de droits, elle doit être immolée.

En outre, est-il vrai que la législation fût contraire aux congrégations ? Lors de la discussion de l'article 7, le Sénat s'est prononcé pour la négative ; l'élite des jurisconsultes a protesté contre les décrets de 1880 ; pour ne pas en requérir l'application, des centaines de magistrats ont renoncé à une carrière à laquelle ils avaient voué leur vie. Les congrégations autorisées, c'est-à-dire plus des deux tiers, n'étaient autorisées que parce qu'elles étaient reconnues d'utilité publique. Voilà donc 300,000 Français, ou

Françaises, jetés hors de la carrière qu'ils avaient librement embrassée, 200,000 avec l'approbation et l'encouragement de la loi, 100,000 sans avoir contrevenu à la loi. Ils sont dépouillés de leurs biens, mis à la rue.

La plupart sont d'un âge où l'on ne peut plus entrer dans une carrière nouvelle ; il en est que la vieillesse et les infirmités condamnent à un repos absolu. Il en est dont la famille est éteinte ; et la plupart des autres se heurtent à des partages, à des dispositions fondées sur une absence que l'on devait croire perpétuelle. Comment se procurer l'indispensable nécessaire ? La réponse donnée par le rapporteur pour les petites congrégations enseignantes s'applique aussi aux hospitalières : *chacune ira gagner sa vie là où elle pourra.* Impossible d'être plus cyniquement cruel.

Ah ! si, au lieu de sortir de familles renommées pour leur probité, d'avoir vécu d'une vie de tout bien, ces femmes avaient été des Thérèse Daurignac, apparentées de près à l'honnête chancelier Humbert ; si c'étaient des juives, ou des protestantes, ou des francs-maçonnes, avec quelle lenteur, quels égards on eût procédé contre elles, jusque dans les tribunaux ; de quels ménagements on eût entouré une liquidation indispensable !

Faut-il descendre plus bas ? Qu'on se rappelle les affaires du Bon-Pasteur de Nancy, du Refuge de Tours, et ce qu'ont obtenu des filles de mauvaise vie contre des maîtresses coupables d'avoir tout essayé pour les empêcher de se plonger dans l'abîme de fange où elles se sont précipitées.

V

Liquidation ! Euphémisme ingénieux, quand il s'agit des religieux. C'est le mot par lequel la secte a dit : « A nous les biens des congrégations religieuses ! » Le prétendu milliard devait remplir la caisse des retraites ouvrières. Prétexte pour couvrir le vol. Cette caisse existera-t-elle jamais ? C'est fort douteux. Ce qui ne l'est pas, ce sont les gros profits que les favoris de la secte réalisent sur les biens qui devaient, disait-on, revenir aux ouvriers. Laissons de côté le million des Chartreux. L'opinion est fixée. Mais combien de cinq pour cent prélevés par ceux qui, à divers titres, interviennent dans ce qu'on appelle la liquidation !

Liquidation, *milliard*, *caisse de retraite*, autant de mots destinés à couvrir la mainmise des sectaires sur les biens des congrégations religieuses. Il fallait bien trouver de ces mots pour s'emparer du bien des pauvres. Et l'on a mis en circulation ceux d'*assistance laïque*, d'*instruction technique*, d'*infirmières diplômées*, de *société laïque*.

Les titres de trésoriers payeurs ne suffisent pas pour récompenser, ou dédommager discrètement les personnages importants dont la secte veut reconnaître les services; préfets en retraite, candidats malheureux, etc. Dame Assistance offre en retour de larges suppléments, tantôt accidentels, tantôt permanents.

Combien il serait à souhaiter que quelque Leroy-Beaulieu nous fît connaître les noms et le nombre des fonctionnaires auxquels cette administration ménage pour le plein développement de *leur humanité* de véritables eldorados : salaires de 6, 8, 10, 12,000 francs, peu ou point de travail, des administrés incapables de saisir le public de leurs plaintes. On trouve tout cela avec les titres d'inspecteur des maisons d'aliénés, de directeur de maisons de santé, d'inspecteur, de directeur d'orphelinats, d'enfants assistés, de muets, etc. Sans compter les épices !... Ce fut une des raisons de la fermeture des maisons des Salésiens, qui avaient le mauvais goût de se retrancher la meilleure part de leur humanité au profit de leurs orphelins : quelles gens ! Ceux qui ont pris leur place sont de tout point incapables de pareils abus.

A ce haut personnel, naturellement fanatique partisan d'un régime qui lui donne de quoi *vivre, non pas un peu, mais tout à fait*, il fallait adjoindre un personnel inférieur animé des mêmes sentiments, jugeant tout parfait parce qu'il trouverait là un bien-être inutilement cherché ailleurs, et ne reculant devant aucun moyen pour soutenir le régime. C'est un des motifs de la laïcisation des hôpitaux. Son grand promoteur Bourneville le développait en ces termes, dans un discours prononcé à la Salpêtrière le 20 octobre 1885 :

« La société civile, si elle ne veut être sans cesse en butte aux envahissements perpétuels de la société religieuse, doit enlever aux congrégations tous leurs moyens d'action, toutes leurs ressources officielles. Tout congréganiste, quelle que soit sa robe ou sa coiffe, est d'ores et déjà un ennemi irréconciliable de la société civile. En l'éliminant, en lui enlevant traitement et moyen de propagande, on rend service à la société civile sans lui créer un ennemi de plus, et chaque fois au contraire qu'on remplace une *sœur* par une *laïque*, un *frère* par un *laïque*, on rend service à la société civile sans lui causer de tort. Loin de là : c'est qu'en effet on attache à la société civile non seulement la personne qui remplace la religieuse, mais sa famille tout entière, solidaire dans ses intérêts. La religieuse, elle, a renié sa famille. » (P. 411.)

Il n'y a vraiment de société *civile*, excluant toute société religieuse, qu'en enfer. La maçonnerie veut en introduire une sur la terre ; elle nous en donne le spécimen. Spoliation, et, comme conséquence, extermination, par tous les moyens, de tout ce qui n'accepte pas son programme et son joug. Les congréganistes ne sont pas, d'ailleurs, les seuls citoyens auxquels la secte arrache et les ressources officielles et les moyens d'action ; ce sont tous les catholiques. Manifester, pratiquer sa foi, c'est une cause de défaveur amenant la privation des *ressources officielles*, lorsque c'est possible, sans trop soulever l'opinion ; c'est un obstacle infranchissable à tout avancement. Quel fonctionnaire l'ignore ?

Servir son pays, en remplissant d'une manière irréprochable les obligations d'un poste officiel, ce n'est pas assez. Il faut, surtout, servir la secte. Et servir la secte, ce n'est pas seulement aliéner sa liberté politique ; c'est aussi sacrifier l'âme de ses enfants. C'est plus encore, — et le sectaire

Bourneville le dit hautement : — ce n'est pas seulement l'infirmière laïque qui sera enrôlée dans la société infernale ; *sa famille entière est solid 're de ses intérêts.* Qu'est-ce à dire ? Sous peine de disgrâce, la malheureuse devra entrainer à sa suite tous ceux sur lesquels elle a quelque influence. Il ne lui suffit pas d'être embrigadée dans les rangs du satanisme ; elle doit être la zélatrice du satanisme.

Les premiers auxquels elle devra inoculer l'évangile de Satan seront, avec ses proches, les malades, les infirmes, auxquels elle donne les soins les plus indispensables. Aux jours de vote, elle leur mettra dans la main, s'ils peuvent se trainer jusqu'à la salle du scrutin, les noms des candidats sectaires. Aux dernières élections municipales, on a vu des aveugles recevoir, des enfants qui les avaient conduits, le bulletin qu'ils déposaient dans l'urne. Il y a quelques années, un membre de la commission des hospices, à la veille d'une élection, parlait ainsi dans un hôpital de vieillards : « Vous irez tous voter demain ; c'est nous qui vous nourrissons ; c'est notre liste que vous devez porter. Nous saurons pour qui vous avez voté, et nous nous en souviendrons. »

M. Le Bis, officier de la marine marchande, hospitalisé à l'hôtel-Dieu de Marseille, du 18 mars au 9 juin dernier, atteste que, durant le mois qui a précédé les élections du 1er mai, un administrateur venait, tous les jours, parfois plusieurs fois, visiter les salles. Les élections faites, il n'y est venu qu'une fois, s'entretenir avec certains infirmiers collectivistes notoires. M. Le Bis se plaint de la pression exercée sur les malheureux par les discours collectivistes des fonctionnaires, par le patronage de la candidature Flessières dans l'hôpital... Le matin du 2 mai, plusieurs infirmiers sont entrés dans les salles en criant : Vive Flessières. (*Le Petit Marseillais.*)

A la fin de l'Empire, le nombre des fonctionnaires s'élevait, ai-je lu quelque part, à quatre cent mille ; il atteint aujourd'hui près de sept cent mille. Ce ne sont pas seulement sept cent mille électeurs, dont le vote est acquis à la secte, *la famille est solidaire*, on vient de l'entendre. *La religieuse a renié sa famille ;* cela signifie : elle est incapable de ces marchandages liberticides. Nous devons, se disent-ils, renoncer à ses adulations. Nous savons bien que, dans le monde clérical, ceux mêmes qui se taisent réprouvent nos procédés, les trouvent immoraux et se vengent de leur oppression par le profond mépris qu'ils nous vouent. Loin de nous ce personnel accusateur, dont la seule vue nous offusque.

La laïcisation est donc un nouvel anneau destiné à river la chaîne dont les replis étouffent la vraie France dans une servitude qui se rapproche de plus en plus de l'esclavage antique. Des esclaves favoris, ayant plus large part aux bonnes grâces du maître, surveillaient l'exploitation du bétail humain et le maintenaient dans les fers. N'est-ce pas, d'après la secte, le premier devoir du fonctionnaire ? S'il y manque, n'est-il pas exposé à se voir retirer son pain et le pain des siens ?

Dire que la laïcisation est introduite dans les hôpitaux pour que les malades y soient mieux soignés, redouter que l'ignorance des congréganistes amène la mort de ceux qui viennent y chercher la guérison, — colossale tartuferie et barbare dérision. L'effet immédiat sera d'en exclure la plupart de ceux pour lesquels ils furent fondés et rentés. L'effet sera, il est déjà, que les malades, soignés par les congréganistes avec un dévouement et une intelligence reconnus du monde entier, le seront fort mal par le personnel qu'on est en train de substituer aux Sœurs, et dont la négligence et la brutalité avanceront la mort des malheureux qui viendront y chercher la guérison.

CHAPITRE V

PAR QUI SONT REMPLACÉES LES RELIGIEUSES HOSPITALIÈRES

I. — Tardive découverte des laïcisateurs. — Sot enthousiasme. — Ridicule espérance d'obtenir comme infirmières laïques des femmes de haute situation dans le monde. — Combien ce serait stupide de la part d'une femme sans foi.

Depuis près de deux mille ans, Jésus-Christ obtient pour ses pauvres des serviteurs dans les plus hautes sphères. — Combien, de nos temps, sont nombreuses, parmi les religieuses hospitalières, les femmes de tout point distinguées. La comtesse de Saint-Martial, de Montbel, etc. — Le parfum de leur vertu, preuve de la divinité du Christ.

II. — La direction des hôpitaux abandonnée à de féroces communards. — Le personnel inférieur au-dessous de tout ce que l'on peut imaginer, sous le rapport intellectuel et moral. — C'est à faire trembler. — Des galériens appelés à remplacer les sœurs. — Des repris de justice émérites surveillants en chef. — Infirmiers alcooliques invétérés, ivrognes, sectaires ignares, des hommes de club, et des esprits malfaisants.

III. — Les hôpitaux laïcisés, tombeau de la moralité des infirmières et des malades. — Immoralité fréquente et notoire. — Une fille honnête et dévouée, *exception très rare*. — L'hôpital, temple de Vénus, réceptacle de fripouille. — La circulaire Combes octroie à des jeunes filles de 18 à 30 ans des libertés qu'on ne leur accordera jamais dans une famille honnête. — Les rapports de société qu'elles recherchent à cet âge. — Facilités que donne l'emploi. — Permission de minuit. — Comment les instructions ministérielles sont ponctuellement exécutées sur ce point.

IV. — Comment, fortes de l'appui de leurs protecteurs, les infirmières se croient tout permis. — Comment elles peuvent gagner et reconnaître la protection. — Véritable inamovibilité que leur accorde la circulaire Combes. — Contraste.

I

Mme Leroy-Allais, après nous avoir dit à quel auditoire ridiculement incapable fut d'abord donné l'*enseignement technique*, nous apprend qu'*enfin* (il a fallu vingt ans pour faire cette constatation qui crève les yeux), *on s'aperçut que l'instruction médicale n'était pas faite pour des filles la veille totalement ignorantes, et que même les* TRÈS RARES *qui en profitaient, n'acquéraient point pour cela les bonnes manières que donnent l'exemple et une longue habitude.* On établit alors deux catégories de garde-malades : les *soignantes* et les *servantes*. La presse célébra la nouvelle disposition, comme une invention de génie ; le docteur Napias, dans son enthousiasme, poussa la naïveté jusqu'à s'écrier dans l'assemblée chirurgico-médicale du 20 mai 1900 : « Pour remplir les fonctions de garde-malades dans nos services, nous trouverons des femmes du monde, filles d'amiraux, de médecins, de grands personnages dont on cite les noms et dont la fortune est parfois considérable. » (*Eclair* du 27 juillet.)

L'enthousiasme manifesté pour les auteurs de pareille distinction est aussi fondé que si on s'était pâmé d'admiration, parce qu'ils auraient découvert que dans l'ancienne France l'on distinguait trois corps : le clergé, la noblesse et le tiers état. Dans tous les hôpitaux desservis par des religieuses, des domestiques des deux sexes font sous leur direction et leur surveillance les plus grosses besognes.

Il en fut ainsi, même dès l'origine, chez les Filles de Saint-Vincent de Paul. Selon l'importance des hôpitaux, un personnel gagé, hommes et femmes, accomplit des travaux auxquels, dans l'intérêt des malades, les sœurs ne peuvent pas vaquer habituellement, à cause de leur nombre restreint, de la faiblesse de leur tempérament, pour ne pas inspirer répugnance aux malades. Ce personnel n'est accepté que sur bonnes références, après informations ; il est graduellement formé, il est surveillé, et si parfois il y a erreur, — quel est donc le maître et la maîtresse de maison qui ne soient pas quelquefois trompés sur le choix de leurs domestiques ? — si le nouveau venu se rend coupable de fautes graves, s'il fait preuve d'un mauvais naturel, il est, comme dans toute maison bien tenue, impitoyablement renvoyé. En fait, il en est qui restent de longues années, et deviennent, sous la direction des religieuses, d'excellents infirmiers, dignes de toute confiance. Le sentiment religieux aidant, on en trouve, surtout parmi les femmes, qui y passent leur vie. N'y en aurait-il pas parmi ces hospitalières de Lyon que Mme Leroy-Allais fait ainsi connaître : « Chez les hospitalières de Lyon qui forment un type d'ordre moitié laïque, moitié religieux, celles qui, après douze ou quinze ans de postulance, obtiennent la *croisière*, la dignité suprême, reçoivent QUARANTE FRANCS PAR AN, à charge par l'administration de leur fournir la nourriture, le vêtement, et autres choses nécessaires, tant en santé qu'en maladie... » On va voir quel est, à tout degré, le personnel laïcisé.

Les filles d'amiraux et de grands personnages, voire même les filles de la bourgeoisie, ont été absolument réfractaires. Quelques rares femmes du monde, obligées par une catastrophe à travailler, ont suivi les cours et obtenu le diplôme ; elles ont été captées par les médecins ou par diverses œuvres. Leur entrée aux hôpitaux a été pour ainsi dire nulle (*Eclair* du 27 juillet). Le docteur Napias était-il vraiment sérieux quand il espérait que des femmes du monde, imbues des doctrines du rapporteur Buisson, des femmes de grand nom, de grande fortune, commettraient le plus inexplicable des suicides, en échangeant leurs brillants salons pour des salles d'hôpital, les élégantes et brillantes compagnies pour celle d'indigents grossiers, couverts d'ulcères, les concerts des fêtes mondaines pour les râles des agonisants et les délires incohérents des fiévreux ? Si se priver de ce que le monde offre de plus séduisant, pour gagner un ciel qui n'existe pas, est pure simplicité, si se condamner au monachisme, même pour l'utilité de ses semblables, est ce qu'il *y a de pire dans la nature humaine*, de la part d'une femme du monde ayant nom et fortune, donner une partie notable de l'existence aux cancéreux, aux épileptiques, aux gâteux, aux hôpitaux enfin, ce serait insanité, stupidité : les femmes du monde sans foi ne reculent-elles pas devant le soin de leurs plus proches, lorsque le mal est contagieux ou devient chronique ? Ne se déchargent-elles pas sur des mercenaires des soins exigés pour leur mal ? Combien de parents relégués dans des maisons de retraite, loin de la famille ?

Ce que la laïcisation n'obtiendra jamais, ce qui, avec l'abject matérialisme qu'elle prêche, serait toute déraison, Jésus-Christ l'obtient tous les jours depuis dix-neuf siècles, partout où il est connu, adoré, aimé. Depuis que lui, le vrai Dieu, est venu sur la terre pour embrasser la pauvreté, depuis qu'il a lavé les pieds des douze bateliers de Galilée, qui comptera ceux et celles qui pour accomplir plus parfaitement la parole qu'il a dite en se relevant : *Je vous ai donné l'exemple afin que ce que j'ai fait, vous le fassiez à votre tour*, ont consacré leur vie tout entière à rendre aux pauvres les services les plus répugnants? Ne disons pas que nos rois lavaient les pieds à douze pauvres le jeudi de la semaine sainte; que saint Louis en avait habituellement douze à sa table; ne parlons pas de tant de reines qui, en France et dans l'Europe chrétienne, se sont fait gloire de leur donner non pas seulement de l'or, mais de les panser de leurs propres mains; ne rappelons pas que saint Jérôme nous montre les descendantes des Fabius, des Métellus, des Scipions desservant un hôpital construit à leurs frais, au lieu où la pauvreté fut divinisée, en devenant la pourpre du Roi des rois naissant à Bethléem. A quoi bon aller chercher des exemples dans le passé, quand on en trouve une multitude dans le présent? Si l'on cherchait les noms premiers cachés sous ceux de sœur Valentine, de sœur Marguerite, etc., on y trouverait des noms historiques de l'antique noblesse, des sœurs et des filles d'amiraux, de généraux, de la haute, moyenne et petite bourgeoisie, confondus avec des filles de riches et d'honnêtes propriétaires ruraux. Il n'est pas rare que la supérieure soit prise parmi ces dernières, et qu'à raison d'un plus ferme bon sens, d'un esprit plus pratique, elle ait des subordonnées d'une naissance beaucoup plus élevée et d'une très haute culture littéraire et artistique.

Telle fut sœur Blanche que me fait connaître le volume *En Haut*, tombé entre mes mains pendant que je refais cette page. Sœur Blanche s'appelait dans le monde la comtesse de Saint-Martial. Elle était fille du baron Frédéric-Rodolphe de Fischer, une des familles les plus considérables de l'ancien patriciat de Berne. L'enfant naquit avec des goûts très sérieux ; son enfance et sa jeunesse furent si studieuses que non seulement elle parlait, comme autant de langues maternelles, le français, l'allemand, l'anglais, l'italien ; elle apprit le latin, s'initia au grec, à l'astronomie, sans négliger les études purement littéraires, comme le prouvent les délicieuses lettres qui forment le volume *En Haut*. La future fille de Saint-Vincent de Paul était protestante comme sa famille. Un diplomate français, d'une famille très catholique, le comte de Saint-Martial, obtint son cœur et sa main. Ils s'unissaient en août 1875. Ce furent dix ans de bonheur auquel il ne manquait qu'un berceau. Une embolie brisa tout, et fit de la comtesse une veuve de trente ans, sans enfant ; elle ne pensa pas à une nouvelle alliance.

Sérieuse protestante, elle avait exhorté son mari à être sérieux catholique, et y avait réussi. Au sein de sa nouvelle famille où elle se plaisait et plaisait beaucoup, elle avait vu le catholicisme en action ; elle assistait aux cérémonies de l'église, entendait les prédications, interrogeait sur ce qu'elle voyait et entendait. Déjà sa conversion au catholicisme était arrêtée avant la mort de son mari. Le *pour* et le *contre*, le *oui* et le *non*, se disait-elle justement, ne peuvent être également vrais. Un Jésuite, ami de la famille, le Père de Régnon, ayant dissipé les dernières difficultés, et calmé les inquiétudes, l'abjuration avait lieu quelques mois après.

Madame de Saint-Martial postulait l'habit des Filles de la Charité et entrait au noviciat de la rue du Bac, deux ans après son veuvage. Dans ses lettres du noviciat, on trouve à plusieurs reprises des phrases comme celles-ci : « Parmi elles (les novices), combien de jeunes filles délicates, distinguées, douées d'esprit et d'intelligence, qui faisaient le charme de leur intérieur, l'orgueil et la joie de leurs parents ! » (P. 100.) « Aux coiffes nous sommes quinze environ ; elles sont toutes très gentilles, plusieurs fort agréables, intelligentes, instruites, parlant diverses langues, et je m'y trouve tout à fait à l'aise. » (P. 98.) « Si vous m'aviez vu lavant les coiffes !... Ma sœur d'Andigné dirige, prenant le plus dur pour elle, le tout avec la simplicité digne et gracieuse de la femme de race. » Turin, Angers, Turin encore, et enfin l'orphelinat de La Hay, près de Bourg-La-Reine, reçurent les trésors d'une tête si bien organisée, d'un cœur si magnanime. « En voilà une, disait le concierge de l'hôpital, qui est aimable, distinguée, et ne boude pas devant les choses répugnantes. » Elle mourait en 1899, après dix ans de vie religieuse, à l'âge de 44 ans. « Une Fille de la Charité, écrivait-elle, doit mener une vie humble et cachée ; mais partout où elle passe, elle doit laisser un doux parfum de charité et d'apaisement (1). » Elle avait parfaitement réalisé le programme. Combien d'autres, et parmi les Filles de la Charité et dans les autres congrégations, le réalisent aussi !

Le parfum, on en savoure les senteurs et le réconfort ; on ne le recueille guère que dans le souvenir. M. Descottes, dans *l'Univers* du 21 avril 1904, nous a dit celui qu'exhala dans l'hôpital de Rumilly, en Savoie, la fille du comte de Montbel, religieuse de Saint-Joseph de Chambéry, où elle porta le nom de sœur Valentine. Une foule d'autres, aussi distinguées, n'auront pas même un modeste article nécrologique dans les organes de la publicité.

A quoi bon ? Elles sont couronnées reines pour l'éternité par l'Époux auquel elles se sont données, et recevront éternellement les louanges de toute sa cour, c'est-à-dire de tout ce que la création renferme et renfermera de pur, d'honnête, de noble.

Notre-Seigneur Jésus-Christ qui a fait des pauvres les héritiers préférés des trésors qu'il est venu apporter au monde, continue dans son Eglise à mettre à leur service ce que sa grâce produit de plus exquis, les dons naturels que le monde lui-même estime et admire. C'est son amour qui inspire ces dévouements, sa grâce qui les opère et les maintient. Non moins que les merveilles qu'il opérait dans sa vie mortelle, elles témoignent qu'il est bien le Dieu toujours vivant au sein de l'humanité. Il dit aux impies de tous les

(1) Chez Plon. On en trouve un excellent abrégé dans le *Messager du Cœur de Jésus* (septembre).

temps : *Les œuvres que je fais et que personne autre ne fait, témoignent que je suis le vrai Fils de Dieu, un avec mon Père.* Il faut se crever les yeux pour ne pas le voir.

II

Que produit la laïcisation sur ce sol français où le souffle de Jésus-Christ fait éclore tant et de si excellentes hospitalières, que l'univers en est enrichi, et en bénit la France? Mme Leroy-Allais donne la réponse. La laïcisation le stérilise au point que pour avoir une bonne surveillante infirmière il faut la faire venir de l'étranger. (*Eclair*, 27 juillet.) C'est aux pays protestants que l'on s'adresse. Le fait de l'honnête Hollandaise renvoyée comme trop équitable et trop amie de l'ordre, prouve que même parmi les protestantes toutes ne conviennent pas.

Il faudrait donc qu'elles fusses animées de l'esprit sectaire de la huguenote assez impudente pour écrire qu'il fallait DÉSINFECTER les hôpitaux des cornettes blanches et des robes grises, pour composer des livres débordant de faussetés, d'accusations ou d'insinuations calomnieuses.

Quelle geôle, quel bagne que les hôpitaux laïcisés ! En haut comme directeurs des héros qui se sont signalés dans les horreurs de la Commune : tels un Lucipia auquel vient d'être donné comme successeur un ancien comédien, devenu le proconsul de la Haute-Vienne, le citoyen Edgar Monteil, auquel la fureur persécutrice fit, dit-on, perdre pendant quelque temps l'usage de la raison. L'a-t-il recouvrée ? Le fait est que les journaux racontaient naguère que de pensionnaire d'une de ces maisons, il avait été bombardé directeur de celle de Villejuif..... Des salaires de huit, dix ou douze mille francs sont attachés à semblables titres. Ils sont la récompense des exploits d'un Léo Meillet, d'un Josserand et vraisemblablement d'autres collègues en hauts faits de férocité. Nommé gouverneur de Bicêtre, Léo Meillet se hâta de récompenser les Dominicains d'Arcueil des soins prodigués aux blessés, quelques semaines auparavant, en les faisant incarcérer, et en les mettant sur le chemin du martyre. Après un jugement sommaire qu'il présidait, il faisait passer par les armes un ouvrier trop lent à entrer dans les rangs des fédérés. Le *Nouvelliste* de Bordeaux du 21 avril, qui donne ces détails sur le nouveau directeur de Cadillac, nous apprend que le prédécesseur, le citoyen Josserand, avait dû, à la suite de la répression de la Commune, faire un assez long séjour en Suisse. Il est à la tête de l'asile de Picon, aux portes de Bordeaux.

Est-il étonnant qu'avec de tels directeurs on trouve comme surveillantes dans les salles des femmes, des mégères, dans les salles des hommes, des repris de justice? Ce qui surprend, c'est qu'il reste encore dans le nombre quelques surveillantes et quelques surveillants comprenant leurs devoirs, et il paraît qu'il est possible d'en rencontrer.

Quant au personnel plus inférieur, plus en contact avec les malades, voici comment en parle Mme Leroy-Allais : « LE NIVEAU INTELLECTUEL ET MORAL DU PETIT PERSONNEL DES HOPITAUX EST AU-DESSOUS DE CE QUE L'ON PEUT IMAGINER. *Je ne me base pas, pour établir ce jugement, sur ce qui se colporte, ni même sur ce qui m'a été répété après observation directe, mais bien sur ce que j'ai pu observer par moi-même.* C'EST A FAIRE TREMBLER. » Encore cet état à *faire trembler* a-t-il été pire, puisque l'honnête dame nous dit qu'il a été *un peu* amélioré, et que s'il fallait dire ce qu'il était auparavant, *si l'on savait à quelles sortes de gens étaient confiées, livrées plutôt, la vie et la santé des malades pauvres, on n'aurait pas de paroles assez énergiques pour s'étonner et s'indigner.* (*Éclair*, 25 juillet.)

A quelles mains sont pratiquement livrés les malades, le ministre des colonies le dit officiellement. Voici, en effet, ce que l'on a pu lire dans une circulaire ministérielle, insérée au *Journal officiel* de la Guyane : « *Il importe de s'occuper sans retard de l'organisation du personnel destiné à remplacer les religieuses au fur et à mesure de leur rapatriement. Il y aura lieu, en conséquence, de placer les condamnés de bonne conduite dans les emplois laissés vacants.* » (*Univers* du 29 mars.)

Quelles sont ces religieuses que l'on rapatrie? Ce sont

les filles de cette Mère Javouhey, qui a doté nos colonies d'un personnel hospitalier que les Anglais réclament, au fur et à mesure que la barbare folie de nos gouvernants en prive la France. De Mère Javouhey Louis-Philippe disait : *Cette femme est un grand homme.* Ce qui lui arrachait cette appréciation, c'était surtout ce qu'elle avait accompli à la Guyane.

Nous avons déjà dit comment, avec des nègres, la propriété du gouvernement, rebelles à tous les gouverneurs civils, elle avait reproduit les merveilles des *Réductions* du Paraguay, et comment, appelés à user des droits de citoyens, ils n'avaient voulu d'autre représentant que la sainte civilisatrice. *Est-ce qu'il y a des paroles assez énergiques pour s'étonner et s'indigner* qu'on remplace les héritières de tant de *magnanimité* par... des forçats ? Dans l'application, l'enseignement technique, tant exalté par M. Combes, se réduit donc à celui qui a conduit les nouveaux infirmiers au bagne !...

Est-ce que pareille monstruosité se voit seulement aux colonies ? Au chapitre suivant, l'on verra à la tête de la troisième section de l'asile des aliénés de Tours, un surveillant qui était sept fois repris de justice, je dis sept fois ; et l'exploit qui sera raconté nous le montrera digne de tels antécédents, lui et ses subordonnés.

Ma mémoire ne me trompe pas, en me rappelant que dans un de ses numéros l'*Univers* nous a raconté qu'une infirmière avait été traduite devant les assises pour avoir tué son mari. Elle fut absoute parce qu'elle établit avoir été dans le cas de légitime défense. N'était-il pas infirmier lui aussi ?

Le fait est que le *Journal de l'infirmière* nous parle incidemment d'un infirmier alcoolique, si invétéré qu'il ne pouvait pas prêter sa jambe pour un essai de bandage. Il tremblait trop (p. 424). Que devenaient donc entre ses mains convulsionnaires les potions à porter aux malades ? Qu'en était-il des autres services à rendre ? Il était de garde lorsque l'élève infirmière fit cette constatation.

Le Petit Marseillais écrit dans son numéro du 20 août :

« Le 15 juillet, un nommé M..., infirmier, est trouvé ivre-mort. Des constatations éparses montrent partout l'anarchie dans ces services laïques qui devaient être si supérieurs à l'ignorance cléricale. »

L'on verra qu'il n'en est pas autrement ailleurs, notamment dans les hôpitaux maritimes et militaires laïcisés. Il semble bien que l'instruction technique des nouveaux infirmiers est celle des exercices du bord, ou du feu de peloton.

Un sectarisme exalté, la protection d'hommes influents sont des titres qui dispensent de l'enseignement technique le plus élémentaire. « Un socialiste militant, bien connu dans le Blésois, a sollicité et obtenu la place de doucheur à l'hôpital de Tours. Il était cordonnier de son métier. Du même coup, il a fait nommer doucheuse auprès de lui sa femme, qui est également ignorante des préceptes *d'hygiène.*» (*L'Univers* du 20 janvier d'après *le Journal des Débats.*)

Le Petit Marseillais écrit que la laïcisation a introduit dans les hôpitaux de cette ville un personnel ignorant les plus élémentaires règles d'infirmiers, recruté au hasard sur la recommandation de Pierre du bloc ou de Jean de la préfecture... La préfecture a délégué ses pouvoirs à des hommes de club et à des esprits malfaisants.

Il faut donc appliquer aux hôpitaux de province laïcisés, et peut-être avec encore plus de vérité, ce que Mme Leroy-Allais écrit des hôpitaux de Paris : *Le niveau intellectuel et moral du petit personnel des hôpitaux est au-dessous de tout ce qu'on peut imaginer* : C'EST A FAIRE TREMBLER.

III

On lit dans le *Journal de l'infirmière* · « Rien pour hausser le niveau (moral) ; rien pour maintenir à la hauteur d'une morale ordinaire ces pauvres êtres sans tutelle. Il est triste de voir combien rapidement, au contact de la salle d'hôpital, une jeune fille malade ou infirmière perd la notion de ce qu'elle aurait pu emmagasiner de principes par son éducation première. *Il est de mise de ne se choquer d'aucune indécence : ce serait ridicule* (p. 424).

« L'inconduite notoire est fréquente dans plusieurs de nos hôpitaux. J'en puis désormais croire les rapports qui m'ont été faits : toutes les libertés ont cours dans cet ordre d'idées. Qu'on entre à l'improviste dans un service d'hôpital. Sauf de rares exceptions, dues à l'autorité d'une surveillante sérieuse, on assistera à des scènes de mœurs sur lesquelles je ne veux pas appuyer ici. » (P. 417.)

Notre élève, s'étant un jour égarée en cherchant la salle d'un cours, nous décrit ainsi l'incident galant qu'elle eut occasion de constater : « Mal renseignée, j'erre d'abord dans un grand escalier. J'entends un dialogue bruyant, une lutte, un baiser ; un petit bonnet (une auxiliaire apprentie) s'enfuit, et je croise un infirmier d'allure joyeuse. C'est une rencontre qui ne m'étonne plus. » (P. 417.)

On a vu le passage dans lequel elle nous dit comment l'invitation au bal des internes mettait les jeunes têtes en effervescence. (P. 418.)

Encore ce passage : « L'enseignement est défectueux ; la formation en commun est fictive ; car c'est contact du moment, et non pas fusion en vue d'un intérêt élevé ; chacun ici a travaillé pour soi ; et si parfois l'union s'est produite, c'est, ayons le courage de le dire, L'UNION LIBRE QUI PEUT SEULE RÉSULTER D'UNE TELLE ÉCOLE DE MŒURS. » (P. 433.) C'est la conclusion du travail très bien fait, modéré, dans la forme, de l'intelligente élève.

De Béziers on écrivait à la *Croix* de Paris : « Deux infirmières, l'une déguisée en militaire, l'autre vêtue, disons, d'une manière sommaire, pour parler en termes décents, organisèrent un cake-walk. Le lendemain une dispute violente éclate au réfectoire entre plusieurs infirmières au sujet de cette mascarade ; et la directrice, qui voulut intervenir pour faire cesser le tapage, fut accueillie par des cris et des injures dont l'éclat tumultueux parvint jusqu'aux malades. Une des infirmières indignées ne put s'empêcher de s'écrier : « Il est impossible de rester dans une pareille maison. »

« Le public a eu connaissance de ces choses, et ne se fait pas faute de les commenter avec une indignation que l'on comprend assez facilement. Quant aux feuilles ministérielles, elles gardent un silence qui, pour être prudent, est absolument inutile. » (30 mars 1904.)

Pas si inutile que le pense le correspondant. Est-ce que le public a bien connu ce qui *fait trembler* Mme Leroy-Allais ? A-t-il connu que *la santé et la vie des malades pauvres étaient livrées à des sortes de gens telles que les expressions manquent pour s'étonner et s'indigner ?*

A Béziers une honnête fille, égarée parmi les organisatrices du cake-walk, s'écrie qu'il est impossible de rester dans pareille maison. C'est le sentiment de celles qui conservent encore quelque pudeur. Mme Leroy-Allais, après avoir décrit la Salpêtrière comme une sorte de ponton pour les filles de la campagne, une auberge, où elles séjournent le temps de se débarbouiller, en attendant de pouvoir se placer dans une maison bourgeoise, ajoute : « Sans doute, il se trouve par ci par là quelque fille honnête et dévouée, assez intelligente pour comprendre ses devoirs, assez consciencieuse pour les remplir..... MAIS CE SONT DES EXCEPTIONS TRÈS RARES.

Le Petit Marseillais écrit : « On a connu, il y a quelques mois, le cas de ces personnes qu'il a fallu renvoyer pour avoir mangé des aliments destinés aux malades, pour s'être enivrées librement, ou avoir confondu le séjour des hôpitaux avec le temple de Vénus... Tel autre infirmier ayant dérobé le porte-monnaie d'un hospitalisé fut renvoyé. CES BONNES GENS MANQUÈRENT SANS DOUTE DES PROTECTIONS NÉCESSAIRES. »

Dans une autre ville, une jeune fille bien chrétienne n'est retenue dans le milieu qu'elle ne connaissait pas, que par la crainte de perdre son petit avoir versé afin de pouvoir suivre les leçons d'infirmières, et obtenir son diplôme. Cela confirme ce que nous a dit Mme Leroy-Allais : parmi les infirmières, « les *filles honnêtes et dévouées* sont de *très rares exceptions* » ; ce qu'a consigné le *Journal de l'infirmière :* « Combien rapidement, au contact de la salle d'hôpital, une jeune fille malade ou infirmière perd la notion de ce qu'elle aurait pu emmagasiner de principes par son éducation première !... »

Le journal ne parle pas seulement des jeunes filles infirmières ; il parle aussi de jeunes filles malades. On a vu que pour faire une piqûre au bras, ou enseigner la vaccination, on mettait les enfants complètement à nu. Serait-il vrai que pour n'importe quelle maladie les jeunes filles en traitement à l'hôpital devraient subir pareil outrage ? N'est-ce pas un bruit calomnieux ?

M. Combes exige que pour être admises les infirmières présentent un certificat d'irréprochable moralité. Admettons que la complaisance, une protection puissante ne le dicteront pas. Quelles précautions prend le ministre pour maintenir au niveau d'une moralité même vulgaire ces êtres sans tutelle, des jeunes filles de 18 à 30 ans ? Il est vrai qu'il exige que les mineures soient munies de l'autorisation des parents pour leurs *rapports de société ;* mais quelle surveillance peuvent exercer les parents sur une jeune fille éloignée du foyer maternel, vivant au milieu d'autres jeunes filles dont rien ne gêne la liberté, parce qu'elles ne sont plus mineures ?

La circulaire insiste pour que le régime n'ait rien de rigide ni de monacal, pour qu'on accorde à ces jeunes filles de 18 à 30 ans, pour *leurs rapports de société*, une liberté qui ne leur serait certainement pas concédée dans une famille honnête. C'est peu qu'elles puissent recevoir dans une salle commune les parents et les amies du dehors. Les sorties doivent être libéralement accordées, au cas où ne suffiraient pas celles dont elles doivent jouir au moins tous les quinze jours. Ces sorties doivent être bien pleines, car, d'après la circulaire, *la rentrée doit être fixée de manière à concilier le bon ordre de la maison avec la possibilité pour les élèves de conserver leurs rapports de société*. C'est la permission de minuit telle qu'on la concède dans les casernes ; et si la jeune fille n'a pas ailleurs de *rapport de société*, rien ne l'empêche d'en établir de ce côté.

Qui ne sait *quels rapports de société* cherchent à entretenir des jeunes filles de 18 à 30 ans, sans scrupules religieux, convaincues, en fidèles disciples de M. Buisson, que rien n'est plus vil que le monachisme, des jeunes filles organisatrices de cake-walks, ou tellement pleines du prochain bal avec les internes qu'elles sont incapables de toute attention aux leçons données ? Et, pour le dire en passant, où se donnent ces bals, où ont lieu ces cake-walks ? Serait-ce une des destinations de l'installation gaie et riante prescrite par la circulaire ? Encore qu'elle doive être en dehors de l'hôpital, elle en sera forcément assez rapprochée pour que les pas cadencés des danseurs, leurs rires, le bruit de la musique viennent se mêler aux râles des mourants, au délire des fiévreux.

Des rapports de société ? Les infirmières en ont de quotidiens avec les médecins et les chirurgiens, dont le ministre prétend qu'elles doivent être les collaboratrices intelligentes et disciplinées ; elles en ont de plus fréquents encore avec les internes.

Il n'est pas inouï qu'à la suite des relations commencées à l'hôpital, des jeunes gens d'excellente famille de province aient jeté les parents dans la désolation, pour avoir donné un nom de tout point honorable à une infirmière de condition tout à fait inférieure, froissant jusqu'à leurs profonds sentiments religieux, auxquels elle était étrangère.

Des rapports de société ? Quoi de plus propre à les établir intimes que les soins assidus d'une jeune infirmière auprès du malade, alors que ni le costume, ni la tenue ne commandent le respect et la réserve qu'inspirent le vêtement religieux et la modestie imprimée sur le visage et la personne entière par une vie de règle et de prière ? Des jeunes gens de famille, des hommes en possession de la fortune ou d'une bonne aisance sont amenés à se faire soigner à l'hôpital comme malades payants. Quelle occasion pour une infirmière en quête d'un mari de multiplier, au détriment des autres malades, les soins assidus et les moyens de séduction, d'amener le malade à vouloir rendre plus intimes encore, en santé, des rapports commencés dans une maladie expulsée en grande partie par celle que la circulaire appelle la *collaboratrice intelligente* du médecin et du chirurgien! Dans un lieu où il est de mise de ne se *choquer d'aucune indécence*, comment ne se produiraient pas les scènes de mœurs et les faits d'immoralité indiqués par les sous-entendus si expressifs du *Journal de l'Infirmière*?

Les jeunes infirmières entendent bien, partout où elles le peuvent, entrer dans l'esprit de la circulaire du 28 octobre, mener une existence qui n'ait rien de rigide ou de claustral, et user de la permission de minuit. On a vu qu'une directrice qu'on avait été chercher jusqu'en Hollande avait été renvoyée comme trop rigide. A la tête d'une école d'infirmières dans son pays, elle n'a pas consenti à son expulsion sans se défendre. Voici comment un journal de la ville où le fait s'est passé, raconte, qu'après enquêtes, elle était défendue par un membre de la commission : « La directrice se plaint de ce que ces demoiselles (les infirmières laïques ses subordonnées) se moquent d'elle, qu'elles sortent le soir, vont au théâtre, rentrent tard, et font du bruit en caquetant dans les couloirs et troublent le repos des malades. Elles chantent après minuit la chanson en vogue : *Viens Poupoule*. Aux observations qui leur sont faites, elles répondent avec peu de respect. La directrice se plaint également qu'elles sont trop familières avec le personnel de l'hôpital. Il y a même une certaine histoire de chandelle éteinte que nous passons sous silence. »

C'est ce que je lis dans un journal local en date du 8 mai, dont le numéro tombe entre mes mains par un heureux hasard, car c'est comme enveloppé de menus objets qu'il vient sous mes yeux. On y lit aussi comment le grand promoteur de la laïcisation, ci-devant maire, avait été, à une très forte majorité, expulsé du conseil municipal. Plat valet du ministre Combes, il avait mis un véritable acharnement à poursuivre la laïcisation qui tient si fort à cœur au patron. Aux plaintes de la Hollandaise qu'il avait été lui-même chercher en Hollande avec un collègue combiste comme lui, il répondit qu'elle ne savait pas *se plier aux mœurs françaises*. Son renvoi fut voté par la commission. Il lui fut signifié d'une manière brutale, peu conforme *aux mœurs* des vrais

Français. Si elle n'avait pas vidé les lieux dans quarante-huit heures, elle en serait expulsée par deux agents, tout comme une simple religieuse.

La digne demoiselle, avons-nous dit, avait quitté dans son pays la direction d'une école d'infirmières. On lui avait fait entendre qu'on l'appelait en France à régulariser une œuvre humanitaire importante. Blessée dans son honneur et dans ses intérêts, elle en appela au consul de sa nation, et se choisit un avocat ; elle ne quitta le poste qu'après la délivrance d'un certificat attestant qu'elle avait rempli son mandat, une bonne imdemnité et les frais de rapatriement. Le numéro du journal ne pouvait pas apprécier l'Anglaise protestante raccolée pour lui succéder. Elle n'avait pas encore fait ses preuves.

On la dit si vulgaire que les malades l'ont surnommée la *cantinière ;* elle baragouine un français désopilant; le désordre est tel que sur trois salles confiées aux laïques deux leur ont été retirées, au grand contentement des hospitalisés. On ajoute que pour éviter une comparaison désavantageuse, on va livrer aux laïques une succursale des faubourgs. Il faut en plaindre les malades.

IV

Le fait qui vient d'être rapporté prouve quels appuis puissants trouvent certaines infirmières laïques. C'est la confirmation de ce que M. Desprez signalait il y a seize ans, comme le pire de la situation, dans les lignes suivantes déjà citées : LE PIRE DE LA SITUATION *est que nombre de femmes qui sortent de l'école d'infirmières laïques sont les protégées des conseillers municipaux et même de députés, qu'elles le savent et le disent assez haut, et de ce fait,* ELLES SE CROIENT TOUT PERMIS. »

Le *Journal de l'Infirmière* publié en 1904 constate en ces termes la persistance du favoritisme : « *Le diplôme est le pont à franchir pour être admise à présenter une candidature. Cette condition remplie, les places sont réparties à la faveur, fréquemment sous des influences politiques* » (p. 420). On y lit à propos de la distribution des prix : « *Le premier prix de cours pratique est décerné à celle qui s'est le plus signalée par son ignorance, partialité qui doit trouver sa raison d'être* » (p. 432).

Le *Petit Marseillais*, après avoir dit que l'on avait renvoyé de l'hôpital des voleurs, des ivrognes, des femmes qui en faisaient le temple de Vénus, ajoute que *sans doute ces bonnes gens manquaient des protections nécessaires*, et il nous parle d'une employée adonnée au culte du petit Priape, déclarée innocente par un enquêteur que le journal nomme, et par ses amis de la commission : « Un administrateur de service a *porté contre une surveillante générale* d'un hôpital nommé en toutes lettres, une plainte qui aurait dû être suivie d'une révocation immédiate ; mais la demoiselle *est couverte par les délégués préfectoraux, et elle traite avec la commission de puissance à puissance.* » L'article du *Petit Marseillais* reproduit par d'autres journaux a-t-il été démenti ? Je l'ignore, et lui en laisse la responsabilité : Dire que la surveillante générale, couverte par d'influents personnages, traite de puissance à puissance avec la commission des hospices de Marseille, est bien l'équivalent de ce que M. Desprez écrivait en 1888, que les protégées des conseillers municipaux et des députés se croyaient tout permis.

Comment des jeunes filles d'une condition généralement très inférieure conquièrent-elles des protecteurs si haut placés ? Comment se les attachent-elles au point de se croire tout permis, de traiter de puissance à puissance avec une commission des hospices composée généralement de hautes notabilités ? Entre protecteurs et protégées, il y a naturellement de ces rapports *de société* que le ministre est si jaloux de leur voir entretenir. Si les sorties libéralement accordées, si les permissions de minuit ne suffisaient pas, des protecteurs puissants ont bien les droits des parents, que les infirmières peuvent recevoir à la salle commune. Si la salle commune gênait ces rapports de société, le règlement, qui ne doit avoir rien de rigide ni de monacal, ne devrait-il pas fléchir devant des protecteurs puissants, et autoriser à passer dans la chambre meublée avec goût? La protégée reconnaîtrait les faveurs du protecteur en lui accordant ce que réclame l'humanité entendue à la manière du métaphysicien Buisson. Le salaire de l'infirmière tiendrait alors lieu de mensualités, la chambre meublée avec goût de petits appartements, et il y a dans les hôpitaux des maternités qui sont à souhait pour les suites de l'union libre, celle, d'après le *Journal de l'Infirmière*, qui fleurit dans les hôpitaux laïcisés.

L'inamovibilité de fait, garantie par de puissants protecteurs aux infirmières, qui de ce fait se croient tout permis, et traitent avec les commissions de puissance à puissance, cette inamovibilité, la circulaire ministérielle en fait un droit, tant il sera difficile d'éliminer une infirmière diplômée.

Un décret foudroyant a pu mettre en disponibilité, du soir au lendemain, le général commandant du 1er corps de l'armée française, le général Jeannerod, coupable du crime de reconnaissance, crime où il a pour complice l'armée entière, l'empereur d'Allemagne, le roi de Suède, l'univers entier. Sans ombre de procès, des centaines et peut-être des milliers de prêtres sont privés de l'indemnité due à leurs services. Combien, d'après la circulaire, il sera plus difficile de renvoyer d'un hôpital une infirmière diplômée! Neuf graves personnages doivent intervenir. C'est d'abord la commission des hospices, composée ordinairement de sept membres; elle doit délibérer sur le cas, entendre le médecin, motiver, s'il y a lieu, la sentence de condamnation, la soumettre au préfet qui juge en dernier ressort, approuve ou rejette. Ainsi le statue la circulaire ministérielle. Pense-t-on que pour de pauvres malheureux, poids inutiles sur la terre, une charge pour la société, un préfet va s'aliéner des protecteurs puissants, compromettre son avancement? L'amour de *son humanité* le lui défend. Ainsi le juge à bon droit le *Petit Marseillais*. Après avoir rendu le préfet et son secrétaire général responsables de la situation lamentable des hôpitaux de la grande ville, il ajoute: « Nous savons bien qu'il leur importe peu, ces messieurs ne se considérant que comme de passage à Marseille, et ayant avant tout le souci de conserver leur poste et de gagner de l'avancement, ou une retraite fructueuse. »

Ainsi donc, sauf quelques exceptions, mais exceptions seulement, la laïcisation arrache les malades aux douces et compatissantes mains des vierges du Christ pour les jeter dans les bras de sectaires, de communards, de galériens, de repris de justice, d'ivrognes, d'alcooliques, de femmes qu'aucune indécence ne choque, de filles sans mœurs. N'est-ce pas, comme l'écrit Mme Leroy-Allais, *à faire trembler*, et comment trouver des *paroles assez énergiques pour s'étonner et s'indigner ?*

Ce que deviennent les hôpitaux et les malades livrés à pareil ramassis, on le devine ; les faits le mettent sous les yeux.

CHAPITRE VI

COMMENT LES MALADES SONT SOIGNÉS DANS LES HOPITAUX LAICISÉS

I. — Importance de l'ordre dans toutes les parties d'un hôpital. — Combien les religieuses excellent à le maintenir. — Le coulage dans les hôpitaux laïcisés. — Litterie non désinfectée. — Pharisaïsme.

II. — Nombreux avantages qui résultent du séjour permanent des religieuses à l'hôpital. — Inconvénients majeurs, au point de vue matériel et moral, que les infirmiers et infirmières logent en dehors, que les internes aient des sorties nombreuses et prolongées.

III. — Infirmiers vivant, contre tout droit, sur la maigre portion des malades. — Le pourboire exigé. — Combien odieux. — Préférences injustifiées et intéressées. — Délais sans fin des médecins lorsque le cas est banal.

IV. — Avec quel soin les commissions sectaires écartent les médecins qui, n'étant pas de leur bord, pourraient parler. — L'hôpital de Tours entre les mains d'une commission sectaire. — Réduction dans la quantité de la viande. — Mets dégoûtants, resservis. — Horriblement préparés, pourris. — Sordides économies. — Déficit.

V. — Morts dues à l'incurie du personnel laïcisé. — Combien il est à présumer qu'elles sont nombreuses. — Faits arrivés à l'hôpital de Tours. — Abominable meurtre de l'inoffensif Méchin par cinq fauves décorés du titre de surveillants. — Silence qui le couvre. — Eviscération du cadavre. — Réponses du médecin en chef. — Bénigne condamnation. — Combien il est juste de rendre la commission responsable — Contraste. — Réalisation de la parole du Christ.

I [illegible]

C'est une partie importante de la bonne tenue des hôpitaux, que l'ordre règne non seulement dans les salles, mais dans toutes les dépendances, au vestiaire, à la lingerie, etc.; que ce qui a servi à un malade soit convenablement lavé et désinfecté avant d'être employé à l'usage d'un autre. La santé des hospitalisés, l'économie, exigent sur tous ces points des soins particuliers. On sait combien les religieuses excellent à donner un tour artistique à une lingerie. Nous regrettons de ne pouvoir transcrire ici la charmante description que M. Perroy nous donne de la vaste salle bien aérée, toute parsemée de lits blancs, où au Cotolengo de petits êtres de cinq, neuf, onze ans, attendent les douloureuses opérations qui doivent les guérir d'une tumeur au ventre, d'un abcès à la tête, ou sont en convalescence de l'amputation des mains ou des jambes.

Ce ne sont pas ces menues et délicieuses attentions qu'on peut espérer d'infirmières qui ont la tête pleine de leurs rendez-vous de société, de la pièce à laquelle elles ont assisté au théâtre, qui rentrent après minuit en chantant : *Viens Poupoule.*

L'hôpital de la Charité n'était laïcisé que depuis quelques mois lorsque M. Desprez écrivait que la dépense et le coulage n'y avaient plus de bornes.

Le *Petit Marseillais* du 20 août 1904, seize ans plus tard, écrit de son côté : « D'où vient que l'on trouve dans les conduites et les fosses de Sainte-Marguerite des draps de lit, des souliers, des objets divers qui montrent le gaspillage, comme une épidémie que l'on ne soigne pas dans les hôpitaux ? »

Voici le tableau que trace des hôpitaux militaires laïcisés le *Nouvelliste* de Bretagne, reproduit par le *Nouvelliste* de Bordeaux du 1er juin : « Le service de l'hôpital de Lorient se trouve dans un désarroi complet depuis novembre dernier, c'est-à-dire depuis le départ des sœurs. Malgré tous leurs efforts, directeurs, sous-directeurs et gestionnaires n'ont pu améliorer la situation, qui s'aggrave de jour en jour. Depuis cette époque, tous les services de Lorient et de Port-Louis sont dans le plus déplorable état. Il n'y a aucune surveillance, ni aucune discipline. Nous ne citons que cet exemple qui nous a été raconté récemment par un militaire sortant de l'hôpital de Port-Louis :

« Les infirmiers se refusent absolumennt à être dérangés la nuit. Un malade appelle-t-il un de ceux-ci pour réclamer un remède quelconque : « Il y en a un sur la planchette, lui est-il dit, prends-le, si tu le veux. » Le malade auqu fut faite cette réponse ayant insisté, l'infirmier se leva furieux, et arrivant menaçant auprès de son lit, lui dit : « Tu ne crèveras donc pas pour nous f.... la paix ! »

M. Le Bis, officier de la marine marchande, après un séjour de près de trois mois à l'Hôtel-Dieu de Marseille, écrit au maire de cette ville : « La literie est dans un état pitoyable. *J'ai vu des matelas, maculés de sang, de pus ou de déjections, enlevés des lits à la suite de décès gangreneux ou cancéreux, mis quelques instants à l'air, puis placés de nouveau dans des lits où ils servaient à de nouveaux blessés. On n'observe pas les plus élémentaires règles de l'hygiène.* »

Et penser que la huguenote, grande promotrice de la laïcisation, inspiratrice, ce semble, de la circulaire ministérielle, veut expulser les Filles de Saint-Vincent de Paul des hôpitaux, parce que leurs cornettes et leurs collets d'une blancheur irréprochable, leur robe grise, tout, jusqu'aux autels des salles, sont autant de réceptacles de microbes. O pharisaïsme calviniste ! Est-ce que ces laïques, tant prônées par elle, n'en rapporteront pas des sorties quotidiennes qu'elle prescrit, de l'assistance au théâtre, où elle voudrait qu'elles aillent se délasser, de leurs rapports de société ? Mme Leroy-Allais écrit : « L'analyse des poussières du ras du sol donne des résultats effrayants ; on y trouve de tout, et les femmes trimbalent avec leurs jupes des horreurs à faire trembler. » (*Éclair*, 20 juillet.)

II

« Les religieuses, elles, demeurent toujours à l'établissement, et ce n'est pas un de leurs moindres avantages, » dit encore la même dame. Ne fût-ce qu'au point de vue de leur dignité, Mme Leroy aurait raison contre la huguenote laïcisatrice qui veut y voir un désavantage. Tous les peuples ont fait et font un mérite à la femme d'aimer son intérieur ; mais, au point de vue du soin des malades, combien c'est préférable à ce qui se pratique dans nombre d'hôpitaux laïcisés !

Les infirmières et les infirmiers logent en dehors de l'hôpital, y prennent parfois leurs repas ; ils sont astreints à leur service à des heures déterminées ; après quoi ils se retirent, et vaquent à leurs affaires personnelles. Sur quoi Mme Leroy fait cette observation : « Voilà une infirmière prenant son service à 6 ou 7 h. du matin, alors qu'elle s'est couchée au milieu de la nuit ou même au petit jour ; elle sera fatiguée, de mauvaise humeur, moins patiente, et, en même temps, moins alerte ; nécessairement les malades en pâtiront. »

Tout cela s'applique non seulement aux infirmières qui logent hors de l'hôpital, mais avec non moins de vérité aux infirmières internes, auxquelles l'on doit libéralement accorder les permissions de minuit. Les malades n'ont pas seulement besoin de remèdes matériels ; ils ont aussi besoin de consolation, de réconfort moral. La source en est tarie dans celles qui n'atteignent pas même le niveau d'une vulgaire honnêteté ; quoi de plus propre à la dessécher totalement que le cake-walk, ou le théâtre, des rendez-vous de société, d'où l'on revient en chantant des couplets grivois ? Négliger de donner la potion, de laver la plaie à l'heure fixée par le médecin, est ce qu'on peut attendre de moins désastreux. Quoi d'étonnant si l'on confond la fiole, si l'on outre la dose, et si l'on tue, alors qu'on a mission de guérir ? Le cas n'est pas chimérique, si j'en crois quelques indications. Quel fond peut faire un médecin sérieux sur les observations que lui transmettra une infirmière ignorante, ou tout entière à ses relations de société ? Ces observations sont cependant nécessaires pour qu'il puisse baser son diagnostic.

Il y a des cas soudains qui demandent, parfois de nuit, la présence d'un nombre inaccoutumé d'infirmières. Un déraillement, un incendie, un éboulement font porter à l'hôpital, cinq, dix, douze, vingt blessés. Qu'arrivera-t-il, non seulement si les infirmières et les infirmiers logent dehors, mais encore jouissent de ces sorties que la circulaire ministérielle veut leur être libéralement accordées ? Où les trouver ? Ce n'est pas l'heure réglementaire. Qu'en attendant les malades pâtissent, et que le mal dont un prompt remède aurait eu raison, devienne inguérissable.

« L'éducation même des infirmières, dit Mme Leroy-Allais, exige l'internat. Il est important qu'elles s'accoutument à être prêtes à toute réquisition, à se débrouiller si on leur apporte un blessé en pleine nuit, à se réveiller assez vite et assez complètement pour faire les préparatifs nécessaires, seconder le chirurgien ou les internes. Et il est plus nécessaire encore, pour la régularité et le bon fonctionnement des services, que le personnel des diplômées loge à l'hôpital. » (*Eclair*, 27 juillet.)

Il est nécessaire que non seulement il y loge, mais qu'il y soit habituellement présent de corps et d'esprit, et n'en sorte que rarement. C'est ce que les religieuses font à la perfection. Même lorsqu'elles vaquent à leurs exercices de piété, c'est la cause de leurs chers malades qui en bénéficie, puisqu'elles s'animent à se dévouer plus entièrement à Notre-Seigneur auquel elles se sont données, dans la personne des malades qu'il remet à leur sollicitude. Il n'en est pas une qui ne fût disposée à s'arrêter sur le chemin de la sainte Table, si une nécessité urgente l'appelait auprès d'un malade.

« Dans les hôpitaux gouvernés par des religieuses, écrit Mme Leroy-Allais, il y a une ronde toutes les deux heures ; la gardienne va de lit en lit, elle donne les médicaments, fait boire les fiévreux, replace les malades dans une attitude reposante, refait un pansement, tranquillise et encourage ceux que l'insomnie désole, et, si elle le juge nécessaire, fait appeler l'interne. A constater le soulagement que cette visite apporte aux malades, on peut juger de l'angoisse de ceux qui, toute une nuit, se sentent abandonnés (1). » (*Eclair*, 4 août.)

(1) Il n'y a pas d'expression suffisante pour qualifier les lignes suivantes de la huguenote qui écrit dans un de ses pamphlets : « Le mourant, lorsqu'il a reçu les secours du prêtre, ne compte plus en quelque sorte dans le monde vivant... Le personnel insuffisant vaque à son travail habituel, car ce serait une perte de temps que de s'occuper de l'agonisant. » Ailleurs ne va-t-elle pas jusqu'à prétendre qu'*agonisant* est la signification de la lettre A suspendue au bas du lit d'un malade, alors que, pour

On a vu que dans les hôpitaux maritimes laïcisés, l'infirmier répond aux malades qui l'appellent : « Tu as la fiole sur la planchette, prends-la si tu veux. »

M. Desprez signalait, en 1888, l'absence presque continuelle des salles, excepté aux heures des visites des médecins. Qu'en est-il aujourd'hui? Le *Journal de l'Infirmière* nous a dit que si on entre à l'improviste dans un service d'hôpital, sauf de rares exceptions,... on assistera à des scènes de mœurs sur lesquelles elle ne veut pas insister Qu'y a-t-il de pire ?

III

Le *Petit Marseillais*, après avoir dit que des infirmiers avaient été expulsés pour avoir mangé des aliments destinés aux malades, n'en cite pas moins, un peu plus bas, ce passage de la lettre de l'officier de marine M. Le Bis : « Le personnel des salles, *bien que n'ayant pas droit à la nourriture*, prélève sur la ration bien maigre des malades son déjeûner et son dîner. Les infirmiers prennent leurs repas à l'hôpital; ce qui ne les empêche pas de sortir pendant deux heures soi-disant pour aller déjeuner. » Ces bonnes gens ont sans doute les protections nécessaires, qui ont fait défaut aux expulsés.

Si procurer à son *humanité* le plus de jouissances possibles, et lui épargner toutes les privations que l'on peut, c'est tout l'homme en attendant le trou de la fosse, il faut louer les voleurs qui, grâce à leur habileté, ou aux protections sur lesquelles ils peuvent compter, se traitent aux dépens des

ne pas déranger inutilement l'aumônier, la sœur de garde signifie à celle qui la remplacera que le malade a été *administré*? Ses écrits regorgent de pareilles infamies. C'est ainsi qu'elle prétend que l'aumônier prend ses repas avec les religieuses, qu'il contrôle les ordonnances des médecins qui ne seraient exécutées qu'avec son approbation. Elle prétend que les religieuses n'assistent pas aux opérations ; et sœur Valentine, née comtesse de Montbel, a contracté le mal qui l'emporta, en assistant, malgré une indisposition, à une opération ; ce dont, comme supérieure, elle ne se dispensait jamais, écrit M. Descottes dans l'*Univers*.

pauvres, ou même dégarnissent leurs légers porte-monnaie : c'est peccadilles à côté des exemples notoires qui tombent d'en haut.

Il y a bien des manières de faire des profits. C'est ainsi que le *Journal de l'Infirmière* écrit que c'est vainement qu'on le nie : « Le pourboire à l'infirmière est obligé. Dans certains services les soins les plus indispensables sont taxés un sou, deux sous, et notez qu'il s'agit de malades indigents, pour lesquels ces petites sommes sont tout autre chose que de l'argent de poche. Que de fois la famille s'est refusé le nécessaire pour n'en pas priver son malade ! Ou bien c'est la mince économie réservée pour une convalescence, qui s'épuise en gratifications données à contre-cœur » (p. 416). Ailleurs le *Journal* parle de la distribution de mets plus délicats, faite non pas selon les besoins des malades, mais selon les préférences intéressées des infirmières ; et elle ajoute ces mots qui en disent long : « Les choses vont loin dans cet ordre d'idées, et aucun habitué de la vie d'hôpital ne les mettra en doute » (p. 426).

Mme Leroy-Allais constate, elle aussi, la course au pourboire, d'autant plus odieuse qu'elle s'exerce sur des malheureux incapables de gagner leur vie. (*Eclair* du 4 août).

Les médecins des hôpitaux laïcisés ne donneraient pas, paraît-il, aux infirmières l'exemple de départir également leurs soins à tous les malades.

Le journal célèbre avec enthousiasme les soins donnés aux malades les plus indigents, *dans les cas intéressants pour la science médicale ; alors tout est vrai de ce qu'on peut dire de plus élogieux ; mais il ne reste rien ou presque plus rien pour le cas banal qui n'intéresse pas. Combien de fois j'ai pu assister jour après jour au découragement d'un malade voyant son examen toujours remis, le diagnostic non prononcé, l'opération trop facile retardée !* Ce pendant qu'en l'esprit de la malheureuse le foyer abandonné se peuplait d'images trop probables : âtre sans feu, enfants à la rue, mari au cabaret... Étonnez-vous après cela qu'une mère de famille meure sur place pour avoir négligé son mal, parce qu'elle n'a pas pu se résoudre à entrer à l'hôpital, si, une fois entrée, elle n'a pu se résoudre à y rester le temps exigé (p. 425). Alors donc que le pauvre est le plus magnifiquement traité, il reste l'*anima vilis*, le sujet d'une expérience qui vaudra à l'opérateur la renommée, et des émoluments phénoménaux, quand le riche bénéficiera de l'expérience faite sur le pauvre.

IV

Avec quel soin les commissions sectaires écartent des hôpitaux ceux qui ne sont pas de leur bord, qu'on en juge par le texte de la délibération suivante de la commission de l'hospice de Cholet :

« La commission, considérant que M. le docteur Coignard, médecin en chef de l'hôpital, est *président de l'Action libérale populaire ;* que cette association combat le *gouvernement de la République ;* que ses membres, aux dernières élections municipales, ont combattu les candidats républicains ; que cette attitude hostile est de nature à rompre la confiance réciproque qui doit exister entre la commission administrative et les médecins de l'hospice ; que cette situation ne saurait être tolérable pour ladite administration ; à l'unanimité, décide que M. le Dr Coignard sera invité à opter entre son titre de président de *l'Action libérale populaire* et ses fonctions de médecin de l'hôpital. »

M. le Dr Coignard répondit par une noble lettre, digne d'un homme qui jouit de la plus grande sympathie et de l'estime générale. Après avoir rappelé que ses opinions étaient bien connues, lorsqu'à l'unanimité il fut élu médecin en chef : « *Je n'opterai pas*, dit-il. Mes faits et gestes, en dehors de l'hôpital, ne regardent pas la commission administrative, et je n'en dois compte à personne. » La commission administrative se réunit aussitôt, et releva le digne praticien de ses fonctions. (La *Croix de Paris* d'après la *Vendée catholique*, 12 septembre.)

Soyez un Laennec, un Hervé, un Pasteur, un Récamier, si vous êtes ostensiblement catholique, comme ces grandes illustrations médicales, de par ceux qui revendiquent l'honneur de veiller aux soins des malades pauvres, les pauvres seront privés de l'éminence de votre savoir. Il ne faut aux administrations laïcisatrices que des médecins, ou sectaires, ou tout au moins disposés à couvrir de l'ombre du silence les méfaits, les crimes les plus révoltants, perpétrés sous le gouvernement des laïcisateurs. L'on ne connaît qu'une faible partie des horreurs qui se passent dans ces antres des hôpitaux laïcisés. Qu'on en juge par ce qu'a fait éclater au grand jour la polémique sur les pratiques introduites dans l'hôpital de Tours à la suite des élections de 1900.

Elles portèrent à la tête de la commission administrative un certain M. Pommier, serrurier de son premier métier, regratteur ensuite, et ardent socialiste. Le maire, le sénateur Pic-Paris, est bien connu pour son anticléricalisme. Deux journaux, *la Dépêche* et *l'Eclaireur*, sont à leur dévotion. Ils sont combattus par la *Touraine républicaine*. Le 27 février, la *Touraine* ayant écrit : « A l'hôpital de Tours, la nourriture est mauvaise et insuffisante, le fait est connu, » on entendit le dit M. Pommier s'écrier dans une séance du conseil municipal : « Si je savais que l'on fait à l'hôpital des économies au détriment des malades, mes amis et moi n'y resterions pas une minute de plus. »

Ce que valait cette protestation, la polémique le prouva. Il fut établi qu'au lieu de 130 grammes de viande prescrites par les règlements, les malades n'en recevaient que 20 ou 30, et dans quel état !

Les mets destinés aux malades sont placés dans une sorte de chariot, dont l'état de malpropreté est vraiment écœurant. A sa vue, le malade le moins délicat et le plus affamé a déjà dîné. Pour certaines salles, les chariots sont poussés par des fous qui dans le trajet, avant que les mets arrivent à leurs destinataires, peuvent se livrer à toutes leurs fantaisies. Autrefois les mets servis aux malades étaient jetés au baquet. Tout cela a été changé ; ils sont renvoyés à la cuisine et servis ensuite à d'autres malades ; c'est ainsi que le morceau de viande qui aura séjourné pendant une heure à côté du crachoir, au chevet d'un tuberculeux, peut être servi à un blessé. Le blessé pourra rentrer chez lui guéri de sa blessure, mais emportant les germes d'une tuberculose qu'il communiquera à toute sa famille.

La *Touraine républicaine* ayant donné ces détails dans le numéro du 27 février, la presse sectaire répondit par des invectives contre les *mouchards*. Mal lui en prit. La confirmation de ces faits, de nouveaux détails, surgirent de divers côtés. Un ancien chef des cuisiniers de l'hôpital, qui en était sorti avec un bon certificat, M. Maillet, les confirmait par une lettre publique du 20 mars. Un ancien chef dépensier, vieux soldat médaillé, M. Pourquaire, mis en cause, citait en police correctionnelle M. Pommier, et il a obtenu un dédommagement.

Un malade payant, M. Baillou, écrivait : « J'ai été en traitement à l'hôpital du 20 au 30 décembre dernier comme malade payant. Eh bien ! franchement, je n'en ai pas eu pour mon argent. La nourriture est écœurante : 20 à 25 grammes de viande. Pour la soupe, bien des chiens n'en voudraient pas. Des choux pourris décorés du nom de choux de Bruxelles ; voilà le régime. » (16 avril.)

M. Messire résumait dans l'*Univers* du 18 avril les faits que la discussion avait révélés. Il consignait cette assertion de M. Baillou dont il faut tenir un compte particulier pour apprécier ce qui se passe dans les hôpitaux laïcisés : « A l'hôpital, les plaintes ne sont jamais bien accueillies. J'y aurais gagné d'être plus mal vu et par conséquent d'être plus mal soigné. »

Un pauvre vieillard, le nommé Henri Thébault, qui est resté à l'hospice un mois environ, dit textuellement : « J'aimerais mieux mourir dans ma misérable cabane en planches que de revenir à l'hospice : j'y ai été trop malheureux. »

Un maçon, probablement parce qu'il n'était pas de la ville, avait dû payer 62 francs avant d'entrer ; il se plaint, lui aussi, de n'en avoir pas eu pour son argent. Il est resté à l'hospice du 9 février au 10 mars, et a passé 21 jours sans manger, ou très peu ; pour refaire ses forces, il a été soumis au régime suivant : pas de vin, une soupe aux choux le matin à 7 heures ; bouillon et environ 30 grammes de bouilli, à 10 heures, plus une ou deux cuillerées de haricots, ou de pommes de terre n'ayant ni goût, ni saveur; le soir à 4 heures même répétition, sauf les légumes qui étaient choux de Bruxelles ou riz, mais toujours assaisonnés de la même façon, et pour compléter chacun des repas, un œuf cru dans un bouillon dit américain.

Il n'y a pas de petites économies à l'hôpital de Tours. Les gardiens payés à 12 ou 15 francs par mois, ne reçoivent ni aiguille pour se raccommoder, ni cirage pour leurs chaussures. Ils devraient avoir 40 centilitres de vin ; le plus souvent c'est 25 ou 30. Tous les jours deux cueillerées à bouche de haricots et deux portions de viande de 20 à 25 grammes, des choux et une soupe à l'eau : c'est l'ordinaire invariable. Un jour trois gardiens ont dû se partager deux portions.

Les vieillards qui s'occupent à divers travaux reçoivent de 20 à 30 grammes de viande deux fois le jour ; ceux qui ne rendent aucun service à l'hospice n'en reçoivent qu'une fois, et leur portion de vin est inférieure.

Après ces sordides économies, il semblerait que les finances de l'établissement devraient être prospères. Il n'en est rien. Quand la commission socialiste prit la direction, elles se soldaient en excédent ; le déficit prévu pour 1904 serait de 104,000 francs. Tels sont les faits révélés par la *Touraine républicaine*, qui, à ma connaissance, n'ont pas été démentis. Quelque significatifs qu'ils soient, ils le sont beaucoup moins que ceux qu'il nous reste à rappeler.

V

L'hôpital de la Charité n'était laïcisé que depuis quelques mois, lorsque M. Desprez écrivait que dans sa section l'incurie des infirmières laïques lui avait fait perdre deux malades. Qui comptera ceux qui, depuis, ont dû à pareille cause, ou à de pires encore, l'abréviation de leurs jours, alors qu'on voit Mme Leroy-Allais écrire, seize ans après, que d'après ce qu'elle a constaté par ses propres yeux, il n'y a pas de paroles assez énergiques pour *s'indigner sur les sortes de gens auxquels ont été abandonnées la santé et la vie des malades pauvres*, que c'est à *en faire trembler !* Il est manifeste qu'avec le silence imposé, l'on ne peut saisir que quelques faits isolés, particuliers.

Ils sont significatifs. Que de cris ne poussa pas la presse sectaire contre une religieuse qui avait mis une fillette près d'un poêle, d'où elle fut retirée avec quelques légères brûlures ! Elle s'est bien gardée de parler du vieillard de l'hospice de Tours auquel on avait commandé de fondre du plomb sur un réchaud. On le trouva étendu carbonisé ; le réchaud s'était renversé sur lui. Personne n'avait entendu les cris qu'il a dû pousser. Où était-il donc relégué pour sa besogne ? La même presse n'a pas parlé davantage d'un malade trouvé mort dans le bain, *ébouillanté*, ai-je lu quelque part. Un autre vieillard que les médecins considéraient comme perdu manifesta l'intention d'en finir avec la vie. Il a pu exécuter son malheureux dessein en se portant dans le ventre un coup de couteau, d'où la mort a suivi. Tout cela, paraît-il, est enregistré sous la rubrique : *Mort par accident*. Mais le comble de l'horreur, c'est le fait suivant, dont les détails sont tirés de la sentence même qui a condamné les Peaux-Rouges décorés du titre de surveillants.

Le 8 décembre était admis à l'hôpital de Tours le nommé Méchin, atteint d'une paralysie générale, notamment à la langue, si bien qu'il ne pouvait pas parler. Le quartier des aliénés lui fut assigné. Pourquoi ? Le tribunal s'en étonne à bon droit, car il n'avait donné aucun signe d'agitation. Or, à la tête de la troisième section du quartier des aliénés se trouvait le nommé Redureau, ayant sous les ordres une escouade de quatre ou cinq gardiens. Comment Redureau avait-il mérité ce poste de confiance ? Son casier judiciaire était blasonné de SEPT condamnations, dont l'une à six mois de prison.

L'on comble d'éloges les Frères des écoles chrétiennes, et l'on va jusqu'à décorer des religieuses hospitalières, et l'on chasse les premiers de leurs classes, les secondes d'auprès des malades. Si Redureau avait été un clérical, qui par amour du Christ eût, au péril de sa vie, sauvé une ou plusieurs familles, dans une inondation ou un incendie, il aurait été probablement traité comme un des fils de saint Jean de la Salle ou de dom Bosco. Il a sept condamnations sur le dos; on lui confie la garde d'une partie notable du quartier des aliénés à l'hôpital de Tours. Redureau allait donner un sanglant commentaire à un choix si monstrueux.

Le 10 décembre, il était occupé à rédiger son rapport journalier, lorsqu'il est abordé par son hôte de deux jours, Méchin. Méchin, ne pouvant pas parler, le tire doucement par la manche. Redureau se fâche et lui signifie qu'il n'a pas le temps de l'entendre. Les nécessités du nouveau venu étaient probablement pressantes ; une seconde et une troisième fois, il tire le surveillant-chef par la manche, mais toujours doucement, sans violence. Redureau, qui n'avait pas voulu se déranger pour entendre la demande du malheureux, se lève, va chercher la camisole de force, et se met en devoir de la passer à son hospitalisé, qui naturellement résiste. Redureau appelle à son aide ses subordonnés, Delun, Gardelle, Berthelot. Berthelot passe son tablier autour du cou du patient. Le jugement admet comme circonstance atténuante que c'est l'usage, à l'hôpital de Tours, d'user de ce moyen de coercition, qui empêche la victime de crier, et est éminemment propre à amener la strangulation, comme il l'amena dans le cas présent. Est-ce l'unique cas? Il est certain que pareil moyen est, de tout temps, connu des brigands de grand chemin.

Méchin avait été renversé à terre. La camisole étant mise en partie, il est tourné sur le ventre, la figure contre terre. Redureau le tient par les bras allongés ; Berthelot par le tablier autour du cou, Delun lui lace la camisole sur le dos.

Pendant qu'il se débat, arrive, sans être appelé, un cinquième fauve, Alanche. Il se jette violemment sur le malheureux, lui met le genou sur la nuque en pressant fortement le nez et la bouche contre le sol ; il lui assène en outre deux coups de passe-partout, tandis que Delun lui donne un coup de pied.

Ce n'était pas assez. Il fallait faire du paralytique que le mal rendait muet un bloc, sans cris, sans mouvement. Redureau va prendre des entraves, et se met en devoir de les lui passer. Elles étaient bien inutiles : Méchin était mort. Mme Leroy-Allais n'a probablement pas vu l'hôpital de Tours. Ce n'est donc pas ce qui s'y passe qui lui a fait dire que ce qu'elle a vu dans les hôpitaux de Paris *fait trembler*, que les expressions manquent pour dire à quelles mains sont abandonnées *la santé et la vie des malades pauvres*. Qui oserait dire, après les faits que l'on vient de lire, que ses expressions sont exagérées ? Que se proposaient donc les cinq apaches dont on vient de lire les exploits ? N'était-ce pas de faire que l'on trouvât mort dans son lit le malheureux ainsi réduit à l'impuissance de tout mouvement ? Le médecin aurait pu écrire alors : *Paralytique mort dans son lit.* L'effet fut produit plus tôt qu'ils ne le pensaient, et nous ne sommes pas à la fin du drame lugubre.

Le silence se fit sur ces horreurs, commises pourtant dans un établissement très peuplé, comme si elles s'étaient passées dans une caverne, au milieu d'une épaisse forêt. Ce ne fut qu'après quinze jours qu'accidentellement, porte le jugement (il ne dit pas comment), le parquet fut averti qu'il y avait quelque chose de suspect dans la mort de Méchin. Trois médecins sont nommés pour examiner le cadavre. Leur surprise dut être grande lorsqu'ils constatèrent que le crâne avait été vidé de la cervelle, et que dans la cage thoracique on cherchait vainement les poumons, le cœur, le larynx. Qu'étaient devenues ces parties vitales ? Il ne semble pas qu'avec le froid de décembre, elles fussent si décomposées qu'elles n'eussent pu fournir de précieux indices. Le jugement se contente d'affirmer que pareille disparition était malheureuse. Que cache cette laconique expression ? Peut-on impunément dérober, faire disparaître par le feu, ou de toute autre manière, les restes des morts ? Pourquoi ne pas rechercher et punir selon les rigueurs de la loi l'auteur ou les auteurs d'un attentat mis par les Romains païens au rang des plus grands crimes ?

A défaut de ces pièces accusatrices, les médecins légistes remarquèrent autour du cou des sillons caractéristiques d'une occlusion des voies respiratoires ; aux bras, dans la région dorsale, à la cuisse gauche, des contusions, des ecchymoses, établissant que le malheureux Méchin, en même temps qu'il était asphyxié par suffocation, avait eu la face écrasée sur le sol, où il avait été renversé à plat ventre.

Le médecin en chef, Archambault, fut interrogé. Il avoua qu'il avait fait l'autopsie deux jours après le décès, qu'il l'avait ainsi mentionné : *Mort subite chez un paralytique général*. Il prétendit devant le tribunal « n'avoir relevé aucune trace de violence, avoir seulement constaté une dégénérescence graisseuse ; il avait ignoré la cause réelle de la mort ».

Est-ce bien admissible ? Pourquoi dans ce cas n'avoir pas remis en place les parties internes, en avoir autorisé, peut-être conseillé la disparition ? Ce que ses confrères constatent quinze jours après le fait, avec la seule carcasse, le médecin Archambault ne l'a pas vu deux jours après, avec le cadavre entier ? Que penser alors de son habileté médicale ? Que penser de la commission qui met à la tête de l'hospice pareille incapacité ? Si c'est pour ne pas démentir sa mention : *Mort subite chez un paralytique général*, pareille mention n'est-elle pas déjà un délit ? Accompagnée du fait de l'autopsie, le médecin n'est-il pas complice des mesures par lesquelles les meurtriers ont cherché à dépister la justice ? Quel fond faire sur les déclarations des médecins des hospices laïcisés ?

Dissimuler des atrocités dont le seul exposé fait dresser les cheveux sur la tête, non seulement ne pas livrer à la justice les brigands qui en sont les auteurs, mais ne pas même les expulser sur-le-champ, c'est faire du quartier auquel ils sont préposés l'équivalent d'un coupe-gorge. Si l'inoffensif Méchin a été ainsi traité, que doit-il en être de ceux qui donnent des signes d'exaltation, et à quelles tortures ils doivent être soumis, pour ne rien dire de plus ? N'est-ce pas à faire trembler tous ceux qui portent quelque intérêt aux malheureux hospitalisés, je dis plus, quiconque conserve quelque sentiment d'humanité ?

Le tribunal s'est montré singulièrement clément. Le fauve

Redureau n'a eu pour sa huitième condamnation qu'une année de reclusion ; son digne acolyte Alanche, six mois ; l'étrangleur Berthelot, et Delun l'asséneur du coup de pied, deux mois ; Gardelle a été mis hors de cause, parceque, dit la sentence, dans son infirmité, il n'a pu prêter qu'un concours sans efficacité. C'est donc un infirme qui est préposé à la garde des aliénés, comme à la Pitié, on trouve des alcooliques si invétérés qu'ils sont agités d'un tremblement nerveux.

Deux mille francs payables par les meurtriers, et, à leur défaut, par la commission, ont été adjugés à la veuve Méchin. Dans l'état d'insolvabilité des meurtriers, c'est bien la commission qui est condamnée ; elle a fait appel, et, ce qui est peut-être inouï, le ministre de la justice est publiquement intervenu par une lettre, dans laquelle il semble peser sur la conscience des juges en faveur de la commission. Et cependant si la loi rend l'entrepreneur responsable des accidents survenus à l'ouvrier qu'il emploie, combien plus faut-il rendre responsable des attentats contre la vie la commission qui remet à des Redureau et à ses sous-ordres la santé et la vie des infortunés confiés à sa tutelle ? Le tuteur qui confierait à des agents condamnés pour vol les titres de fortune, les billets de banque de son pupille, ne serait-il pas responsable de leur disparition ? La vie et la santé des hospitalisés ne sont-elles pas chose plus sacrée que des actions au porteur ?

Voilà comment sont traités les pauvres à l'hôpital de Tours, la ville du grand thaumaturge qui, simple catéchumène, fendait de son épée son manteau de légionnaire, pour revêtir un mendiant grelottant aux portes d'Amiens ! Une histoire des fondations hospitalières de Tours montrerait certainement le nom de l'incomparable saint intervenant souvent dans les fondations, profanées, dissipées par la libre pensée.

Que sont les méfaits attribués, sur des témoignages si grandement suspects, à la bonne Sœur Rose, à côté de ceux si indéniables relevés à l'hôpital ? La digne religieuse a été condamnée à deux mois de prison, et le Refuge a été fermé.

Quand on lit dans l'*Univers* du 17 avril 1904 l'exposé du procès et de ses dessous, l'on est autorisé à voir dans les horreurs que l'on a été impuissant à dissimuler à l'hôpital, la réponse de la Providence montrant à tous les regards la poutre dans les yeux de ceux qui faisaient tant de bruit du fétu signalé dans l'œil d'autrui.

Il n'en est pas autrement partout ailleurs. Fétus imperceptibles qu'à tort ou à raison l'on signale dans nos admirables sœurs hospitalières (1), on s'efforce de les transformer en poutre; et l'on dissimule les réels et les accablants madriers que la laïcisation fait peser sur le corps, le cœur, l'âme, l'être tout entier des malades, des pauvres, réduits à chercher un asile dans des demeures fondées et desservies par la charité, usurpées par l'égoïsme, la barbarie et le vice.

Sans le vouloir et sans le savoir, les laïcisateurs démontrent la vérité des paroles de Notre-Seigneur Jésus-Christ. Au chapitre x de saint Jean, il dit qu'il est la *porte du bercail*, et que celui qui *n'entre pas par la porte* est *un voleur et un meurtrier*. Les pauvres, les malades occupent une place à part dans le bercail du Christ. C'est pour l'en bannir que les laïcisateurs y font invasion. Les faits qui viennent d'être exposés ne sont-ils pas la réalisation de la parole du Maître ?

(1) Aux abominations relevées à l'hôpital de Tours M. Pommier a opposé que les sœurs avaient commis le forfait de priver... de moutarde certains vieillards — probablement récalcitrants !!! C'est à faire trembler.

CHAPITRE VII

QUELQUES CONCLUSIONS

I. — La franc-maçonnerie fille aînée de Satan. — Montre tous les traits de son père dans la laïcisation des hôpitaux. — Hait les pauvres à cause de l'amour que Jésus Christ leur porte. — Des vestibules du ciel, elle fait des vestibules de l'enfer.

II. — Pourquoi le mot d'enfer fait ricaner et rugir l'impie. — Impossibilité que la vie aiguillée dans l'*en deçà* dans un sens contraire conduise à un *au-delà* identique. L'*en deçà* des sectaires peint sur le vif par le Saint-Esprit ; l'*au-delà* qui leur est prédit. — Le discours que Jésus-Christ leur tient. — La sentence de réprobation bien plus terrible pour les laïcisateurs que pour le mauvais riche.

III. — Responsabilité des électeurs de sectaires. — Les cris des juifs contre le Sauveur renfermés dans le bulletin en leur faveur. — C'est la porte logiquement ouverte au socialisme. — Sort que le socialisme réserve à la France. — Ce sera la tribulation sans pareille qui a été prédite. — Approche de l'antéchrist.

IV. — Servitude réservée au peuple qui assiste impassible à la violation du droit. — Les turpitudes du Directoire, moins ses victoires. — Tout ce que de Maistre a dit du servilisme des Français sous ce régime appliqué aux Français de nos jours. — Combien nos tyrans se moquent de nous. — La magistrature, l'armée, la France entière, devenues leur marchepied. — Cris d'indignation qui doivent aller grandissants. — Particulière obligation pour les hôpitaux.

I

Haïr, faire le mal pour le mal, accumuler les ruines matérielles et morales, accomplir tout cela avec les raffinements de la plus hypocrite fourberie, avec le ricanement du malfaiteur insultant ironiquement ses victimes, autant de caractères de celui qui, homicide dès le commencement, ne peut vouloir que le mal. Ce sont, au plus haut point, les caractères de sa fille aînée, de la franc-maçonnerie, dans laquelle, selon la parole de Grégoire XVI, il a amoncelé tout ce qu'il a vomi sur le genre humain de malfaisances et de turpitudes.

Ne les retrouve-t-on pas dans l'exposé, pourtant incomplet, de la laïcisation des hôpitaux ? Ne pouvant contester le dévouement des religieuses, l'on prétend qu'elles manquent de l'enseignement technique qui rendrait ce dévouement fructueux ; et non seulement elles possèdent le véritable enseignement, celui qui s'acquiert auprès d'infirmières expérimentées ; mais c'est avec un empressement et avec un succès sans pareils qu'elles suivent l'enseignement scientifique et oral qui peut le perfectionner. On arrache les malades à leurs mains aussi prestes que douces et dévouées, et on les livre aux mains grossières, ignares, rapaces, barbares, de forçats, de repris de justice, de filles sans mœurs, préoccupées de leurs aventures galantes beaucoup plus que des besoins de leurs malades.

L'on feint l'intérêt pour les malades. Quel prétexte éhonté, cynique ! Après la haine du Christ et de l'Église qui prime tout, du Christ et de l'Église dont la divinité devient transparente par la charité envers les pauvres et les malheureux, la raison vraie est que la secte veut mettre la main sur les fonds constitués en faveur des infirmes, y tailler de riches prébendes, de huit, dix, douze mille francs, en faveur de ses adeptes de marque; y ouvrir, ainsi qu'elle l'avoue, un débouché à ses créatures de bas étage, renforcer d'autant l'armée de ses fonctionnaires, ayant pour premier devoir de travailler de toutes leurs forces à lui maintenir son pouvoir tyrannique et oppresseur de tout ce qui est honnête et veut rester indépendant.

Qu'importe si, les fonds ainsi épuisés, une multitude de pauvres, exclus des palais bâtis pour eux, geignent dans leurs taudis sans feu, sans vêtements, sans pain, tandis qu'à leurs dépens se gobergent des sectaires de toute condition et de tout sexe ? Qu'importe si ceux qui seront admis ne reçoivent qu'une nourriture insuffisante, écœurante, une soupe dont les chiens ne voudraient pas, qu'ils soient pressurés pour les nécessités les plus urgentes? Qu'importe s'ils sont condamnés à travailler auprès de réchauds où on les trouve carbonisés ? Qu'importe s'ils sont ligotés, étranglés, même les plus inoffensifs, tels que l'innocent Méchin ? Qu'importe si, pour dissimuler le crime, on les éviscère? Qu'importe si, après avoir tout observé, une honnête visiteuse, n'y tenant plus, jette au public ce cri : « Les expressions manquent pour dire à quelles mains ont été livrées la santé et la vie des malades... C'est à faire trembler ! » Est-ce que les saints Livres ne nous disent pas que *les entrailles des impies sont cruelles?* (Prov. XII, 10.) Est-ce qu'ils ne nous disent pas que pour l'impie, *tout ce qui est faible ne compte pas; que sa force est la règle de sa justice?* (Sag. II, 14.)

Satan doit être content de sa fille aînée. Comment mieux reproduire ses traits, ses œuvres, sa manière? Satan poursuit, dans la nature humaine, l'Homme-Dieu, Jésus-Christ incarné et mort pour l'homme pécheur, et non pas pour l'ange tombé. Jésus-Christ a particulièrement recommandé à ses disciples l'amour et le soin de ses pauvres. La maçonnerie les dépouille et les piétine. Elle offre à son père une proie plus succulente, celle des âmes. Jésus-Christ a fait de la pauvreté et de la souffrance autant de degrés qui facilitent l'entrée dans son royaume. La franc-maçonnerie met tout en œuvre pour voiler aux yeux des pauvres et des malades la pensée de ce suprême consolateur. Dehors, dehors, son image et celui de la divine Mère! Que tout soit mis en œuvre pour refouler le repentir des larrons pénitents; que l'hérésie commande dans la salle du moribond ; que le respect humain assiège le lit de l'agonisant; que l'indécence s'étale sous son regard; et si on oublie de lui porter la potion qui calme la fièvre du corps, qu'on excite la fièvre des penchants qui damnent.

Que l'on change donc les noms donnés par la piété chrétienne aux asiles fondés par elle; que l'on ne dise plus : *hôpital de la Charité*, il est devenu celui de la haine; *hôpital de la Pitié*, la pitié en a été bannie; que les *Hôtels-Dieu* soient nommés : *Hôtels-Lucifer*. Les hôpitaux avaient été fondés par le christianisme, afin d'être des vestibules du ciel pour les fondateurs et les bienfaiteurs, pour ceux qui les desservaient, pour les hospitalisés. La franc-maçonnerie en fait des vestibules de l'enfer pour les laïcisateurs, pour ceux qui les desservent, et hélas ! pour une grande partie de ceux qui y meurent.

veut pas de ce que nous appelons la République, la Révolution, c'est-à-dire d'une société sans Dieu) ; *il nous reproche la transgression de la loi* (il prétend que nous foulons aux pieds la loi naturelle la plus élémentaire, la loi divine, et jusqu'à nos propres principes inscrits dans cette Déclaration des droits de l'homme qui devrait être la table de notre décalogue) ; *il flétrit nos dérèglements* (le Panama et tant d'autres œuvres similaires) ; *il se fait le censeur de nos pensées* (il dévoile la turpitude de nos desseins) ; *sa seule vue nous offusque* (tout comme la lumière offusque les oiseaux de nuit et les malfaiteurs) ; *il nous regarde comme des hommes de rien* (comme des histrions sans principes et malfaisants) ; *il se détourne de nos voies comme d'autant de chemins de fange* (il professe que nos théories et nos pratiques sont immondes) ; *il préfère la fin des justes et se glorifie d'avoir Dieu pour Père* (il tend à être parfait comme son Père et attend son héritage). (Liv. de la Sagesse, c. II, v. 10 et seq.)

Après avoir ainsi dépeint les voies des Caïns, dans l'*en deçà*, le livre inspiré dépeint ce qui leur est réservé dans l'*au-delà*. En voici quelques traits :

Dieu crèvera l'enflure de leur cœur, ils resteront sans voix et sans excuse ; la terreur agitera l'intime de leur être (leurs dents claqueront, est-il dit ailleurs) ; *ils seront dans un opprobre éternel parmi les morts ; les justes s'élèveront avec véhémence contre les ravisseurs de leurs travaux. Les oppresseurs à leur vue seront glacés d'horreur et d'effroi. Etonnés de la prompte délivrance de leurs victimes, ils s'écrieront : Insensés que nous fûmes, nous regardions leur vie comme de la démence, et leur fin comme sans honneur ; et voilà comment ils ont pris rang parmi les fils de Dieu... Le soleil de l'intelligence ne s'est pas levé sur nous... Telles sont au fond de l'enfer les lamentations de l'impie.*

Pour les justes, ils vivront éternellement auprès de Dieu... Ils recevront de sa main des diadèmes de gloire... Pour les venger, Dieu armera toute créature. (Livr. de la Sagesse, IV, V, passim.)

Je vous ai rendus témoins de bien des bonnes œuvres ; pour laquelle voulez-vous me lapider ? disait Jésus-Christ aux Caïns de Jérusalem (Jean, x, 32). Aux Caïns de nos jours il dit: Par mes religieux et par mes religieuses, quelle est la bonne œuvre que je n'ai pas accomplie et que je n'accomplisse pas sous vos yeux ? Pour laquelle me persécutez-vous dans leurs personnes ?

C'est bien Lui qu'ils poursuivent. Ils n'auraient pas assez de couronnes, ni assez de statues, pour ceux des leurs qui les accompliraient en se déclarant ennemis de Jésus-Christ et de Dieu.

« Comblez donc, leur dit-il encore, la mesure de vos pères », des Robespierre, des Marat, des Danton ; remontez votre généalogie. Vos pères s'appellent aussi Julien l'Apostat, Dioclétien, Néron, Caligula, Hérode, Antiochus. Tout cela est de la même race, de la même famille ; il n'y a que les nuances que l'on voit sur les traits des fils d'un même père. C'est la race, la descendance de Caïn.

Ils n'empêcheront pas le véritable Abel, immolé pour les péchés du monde, de venir dans son infinie majesté sur les nuées du ciel pour les faire comparaître à son tribunal. Il sera alors le Lion de la tribu de Juda, vengeur des iniquités commises contre les siens et contre sa loi. Il nous a révélé lui-même la sentence qu'il s'est engagé à prononcer contre les prévaricateurs impénitents:

Retirez-vous de moi, maudits ; allez au feu éternel préparé pour Satan et pour ses anges. J'avais faim dans la personne de mes pauvres, et vous ne m'avez pas donné à manger. J'avais soif, et vous ne m'avez pas donné à boire. J'étais sans asile, et vous ne m'avez pas recueilli. J'étais nu, et vous ne m'avez pas vêtu. J'étais infirme, et vous ne m'avez pas visité. (Matth., xxv, 41 et seq.)

La simple omission rend passible de la sentence. Le mauvais riche brûle dans les enfers pour être passé indifférent auprès de Lazare à demi nu et couvert de plaies. Il n'a ni écarté les chiens plus compatissants qui venaient les lécher, ni ceux qui apportaient les miettes nécessaires à la continuation de son existence. Qu'en sera-t-il donc des laïcisateurs qui se partagent et distribuent à leurs favoris et à leurs favorites les fonds donnés par d'autres pour les pauvres, qui écartent les mains si douces qui rassassiaient leur faim, pansaient leurs plaies, charmaient leur douleurs, et les remplacent par la gent que l'on connaît ?

Maudits ! maudits ! s'écrieront toutes les créatures faisant écho à leur Seigneur et Maître. Au feu, au feu éternel ! Que Satan presse dans ses bras ses plus dignes fils, et par ses embrassements leur communique ses tortures les plus aiguës ; que l'enfer se lève, et accable de toutes ses ignominies les pires des scélérats.

III

La sentence n'atteindra pas seulement les laïcisateurs. Elle se retournera contre ceux qui leur ont mis en mains les clefs des maisons qu'ils dévastent, les fers avec lesquels ils enchaînent les légitimes propriétaires, les poignards qu'ils leur mettent sur la gorge. Qui est-ce qui a donné aux sectaires le pouvoir de libeller leurs édits de proscription et de confiscation, mis en mains la force publique pour en presser l'exécution ? N'est-ce pas ceux qui les ont investis du droit de les représenter ?

Il pèsera d'un poids bien lourd au tribunal du souverain Juge, le bulletin déposé dans l'urne en faveur du franc-maçon et du sectaire. Il renferme virtuellement tous les cris poussés contre le Christ par la foule déicide : *Nous ne voulons pas qu'il règne sur nous* (Luc, XIX, 14), encore que son règne soit *la justice, la paix et la joie du cœur* (Rom., XIV, 17). *Qu'on l'enlève, qu'on l'enlève* (Luc, XXIII, 18), de l'école, des prétoires, de l'histoire, s'il se peut, encore qu'il la remplisse, du chevet des mourants, de toutes les habitudes sociales. *Nous avons une loi* (Jean, XIX) ; son essence est d'être l'œuvre des hommes, par suite le Christ législateur souverain doit mourir.

Nous voulons Barabbas, Barabbas (Jean, XVIII, 40, Luc, XXIII, 18). Qu'on fasse tomber ses fers ; que l'on ramène de la Nouvelle-Calédonie les incendiaires et les assassins de la

Commune. Qu'on distribue de grasses sinécures aux Barabbas de tout degré.

Nous n'avons qu'un souverain, César (Jean, XIX, 15); l'aventurier ou les aventuriers qui par l'astuce, l'imposture, ou la violence, peuvent disposer de la force publique. Laisser Jésus libre, c'est reléguer la force au second plan et la mettre au service du droit. Nous entendons que la force prime le droit. Celui-là n'est pas ami de César, c'est-à-dire du droit de la force, qui veut laisser la liberté à Jésus. Telles sont les significations du bulletin en faveur du sectaire et du franc-maçon. Il n'y a pas d'acte plus criminel. *Que son sang retombe sur nous et sur nos enfants* (Matth., XXVII, 25), disaient les Juifs. Ils furent exaucés : à la suite des déchirements d'atroces guerres civiles, les Romains firent subir à Jérusalem un siège dont les horreurs n'ont pas été égalées, brûlèrent la ville, et vendirent sur tous les marchés de l'empire, comme esclaves, les Juifs et les Juives qui avaient échappé au fer et au feu. C'est à un esclavage qui ne le cédera pas à l'esclavage païen, que nous mènent les électeurs des francs-maçons.

Ne disons pas qu'il sera facile à l'étranger de dépecer une France où l'idée de patrie est hardiment, publiquement attaquée, jusque dans les écoles. C'est le pire des esclavages que le socialisme. La dilapidation des biens des hôpitaux, la confiscation des biens des religieux, leur barbare expulsion, lui ouvrent les portes toutes grandes. L'édit qui déclare propriété de l'Etat les propriétés les plus légitimes dans leur source, les plus sacrées dans l'usage qui en est fait, est le bélier qui ébranle et doit logiquement renverser toute fortune privée. Où est donc la fortune privée qui soit plus légitimement acquise que celle des maisons religieuses, bâties avec l'apport de patrimoines que tant d'autres emploient à parer des courtisanes ou dissipent en futilités luxueuses, accrues par l'économie sur les rétributions d'un travail mieux fait et à meilleur compte qu'il ne le serait par des séculiers, et complétées par des dons librement faits, que les donateurs auraient pu dissiper en prodigalités sans raison et sans profit ? Le fantastique milliard, fût-il vrai, il ne donnerait aux trois cent mille religieux et religieuses qu'un avoir de cinq ou six mille francs, représentés par des immeubles sans rapport, tels que les églises, les écoles, les maisons d'habitation, en réalité bien public, comme les personnes des religieux et des religieuses, dont la vie est directement ou indirectement vouée au bien de tous.

S'il est permis de porter la main sur des biens aussi sacrés, à combien plus forte raison sur ceux des millionnaires, et généralement sur toute fortune privée, plus suspecte dans son origine, moins justifiée dans son emploi. Quand le socialisme déclarera qu'il n'existe qu'un seul propriétaire, l'Etat, être abstrait qui prend chair et os dans ceux qui, à raison ou à tort, se déclarent les élus du suffrage universel ; quand il revendiquera le droit d'assigner à chacun la tâche productive de la richesse, et de distribuer les fruits du travail, il ne fera que tirer les conséquences des faux principes émis pour la spoliation des religieux, pour leur expulsion dans la rue, avec la barbare parole : « Qu'ils aillent gagner leur vie, chacun, où ils pourront. Ce sera la loi, ainsi le décrétera le César à mille têtes plus tyrannique, parce qu'il est plus irresponsable, que le César dont les Juifs disaient : *Nous n'avons d'autre roi que César ; si vous renvoyez Jésus, vous n'êtes pas ami de César* (Jean, XIX, 12).

Le César à mille têtes aura son armée de fonctionnaires, esclaves plus grassement payés pour tenir dans les fers la grosse multitude. Ils exécuteront les ordres venus d'en haut, comme ils les ont exécutés contre les religieux et contre les religieuses ; les uns en les outrant, d'autres à contre-cœur en disant : C'est mon pain et le pain de ma famille ; si tant est qu'il y ait encore quelque simulacre de famille, et si ceux qui revendiquent, en s'affublant du nom de l'Etat, de frapper à leur effigie l'intelligence et le cœur des enfants, ne revendiquent de disposer à leur gré de tout ce qui constitue la famille, comme le maître dispose de son bétail. Ce sera la conséquence extrême des prémisses posées ; quelques théoriciens la tirent déjà. La divinité a le droit de tout exiger, et d'après les principes de la Révolution, il n'y a qu'une divinité, l'État, c'est-à-dire ceux qui, n'importe par quels moyens, sont parvenus à s'emparer de la force publique. Electeurs des sectaires, ce sera votre œuvre.

Les Césars à une seule tête, et leurs favoris, les Tibère, les Héliogabale, les Galère, les Vitellius, les Séjan, entendaient vivre pleinement, et non pas peu. L'univers, tributaire de leur table et de leur luxure, était mis en mouvement pour satisfaire les caprices les plus extravagants de *leur humanité.* Les Césars à mille têtes ne feront pas autrement ; ils nous en donnent déjà de beaux spécimens.

Quant à la multitude, elle sera traitée comme les hospitalisés de Tours. La ration sera réduite au minimum et distribuée arbitrairement : de la soupe dont les chiens ne voudraient pas, des choux pourris, du pain qui sera comme du mortier. La *Croix* du 16 septembre nous fournit un léger aperçu de ce que nous réserve la *socialisation* collective, dans le fait suivant emprunté à un journal belge :

« Un ouvrier employé depuis quinze ans au magasin de charbon du « VOORUIT », le nommé Innocent Bronchaers, père de neuf enfants, n'achète pas à la boulangerie du Vooruit tout le pain que consomme sa famille. Accusé et convaincu de ce crime, il dit pour s'excuser : « Ma femme et mes enfants n'aiment pas le pain du Vooruit, ils ne peuvent pas l'avaler. On peut bien me forcer, moi qui travaille au Vooruit, de manger le pain de la maison ; mais on ne peut pas empêcher ma femme et mes enfants de manger le pain qu'ils trouvent le meilleur. » Cette réponse mit en fureur les dirigeants du Vooruit. Et le pauvre homme fut, séance tenante, mis à la porte. Sa femme et ses enfants deviendront ce qu'ils pourront. »

Quand le socialisme aura partout enfoncé ses tentacules de fer, Bronchaers, au lieu d'être renvoyé, sera condamné à porter la camisole de force en dehors des heures de travail (1). Le malheureux sorti de l'hôpital en disant : « Je préfère mourir dans ma cahute de planches que revenir à l'hôpital, j'y ai été trop malheureux », n'aura pas même la liberté de

(1) L'infortuné Bronchaers s'est pendu de désespoir.

pareille option. La France, en dehors des palais habités par les dirigeants, ne sera remplie que d'ergastules. Les espions foisonnent déjà ; que sera-ce lorsque le socialisme sera officiellement établi ? Il y aura partout des Redureau, des Allanche, des Delun. Le traitement infligé à l'inoffensif Méchin dit assez comment seront traités ceux qui laisseront échapper une ombre de murmure. Il ne sera plus nécessaire d'éviscérer les victimes qui succomberont aux mauvais traitements ; il y aura des fours crématoires : toute preuve aura disparu.

Ce sera le temps annoncé par le Maître : « Il viendra *des jours où la tribulation sera telle que les hommes n'en auront jamais vu de pareille, et n'en verront jamais* (Matth., XXIV). La franc-maçonnerie nous y conduit à grande vitesse. C'est le dernier aboutissant de ses maximes et des gestes qu'elle est train d'accomplir. L'ennemi qu'elle poursuit partout, c'est Jésus-Christ. Or Louis Veuillot l'a fort bien dit : « *Rien ne défendra l'espèce humaine* DÉSARMÉE, DE JÉSUS-CHRIST. (Sans lui), *la pauvre bête humaine sera toujours insultée et mangée; le monstre toujours insatiable.* Voilà pourquoi la première parole de Pie X a été de dire au monde qu'il n'y avait de remède et de solution que dans le Christ : *Omnia instaurare in Christo.* Lui seul peut faire reculer l'homme d'iniquité dont Sa Sainteté nous signale les approches en ces termes : « *Quand on considère la perversité des esprits, il y a lieu de redouter que ce ne soit comme le triste avant-goût et le commencement des jours annoncés pour la fin des temps ; de craindre que le fils de perdition annoncé par l'Apôtre ne soit déjà dans le monde. Ne voyons-nous pas l'homme se mettre à la place de Dieu, s'élever contre tout ce qui porte le nom de Dieu : caractère propre de l'antéchrist d'après le même Apôtre !* » Et il y a d'autres signes.

IV

Les expressions manquent pour qualifier le crime des laïcisateurs. Ils sont leurs complices, ceux qui par leurs suffrages leur ont donné le pouvoir d'oser et de perpétrer leurs attentats. Sont-ils innocents, ceux qui en sont les témoins muets ? Il est un bien que tous et chacun doivent défendre, parce qu'il est le bien de tous. Ce bien, c'est le droit. Malheur au peuple chez lequel les violations du droit ne provoquent pas une réprobation aussi retentissante que ces violations elles-mêmes ! Il est mûr pour toutes les servitudes. Quelques bandes de malfaiteurs, savamment organisées pour l'exploiter, auront raison de ce peuple s'il ne vient pas au secours d'individus, ou de groupes opprimés, mais trop faibles pour tenir tête aux malandrins.

Le grand penseur qui, spolié par la Révolution, écrivait au lendemain cet éloge incomparable de la France : « *Je vois dans la destruction de la France... l'abrutissement irréparable de l'espèce humaine,* » Joseph de Maistre a cependant, sur notre servilisme envers les pouvoirs publics, des phrases qui doivent certes nous faire monter la rougeur au front. Il écrivait sous le Directoire ses *Considérations sur la France,* et son *Plan d'un nouvel équilibre politique.* Le Directoire ! n'en revoyons-nous pas toutes les turpitudes, à cela près qu'au lieu des victoires de Montenotte, de Lodi, d'Arcole, des savantes stratégies de Moreau, des conquêtes de Jourdan, de tant d'autres exploits militaires qui terrorisaient l'Europe, le régime actuel inscrit dans nos annales l'abandon de l'Egypte et de Fachoda.

On lit donc dans les *Considérations* sur la France : « Intrépide devant l'ennemi, il (le Français) ne l'est pas devant l'autorité même la plus injuste. Rien n'égale la patience de ce peuple qui se dit libre ; l'observateur froid est souvent tenté de s'écrier comme Tibère : *O homines ad servitutem natos !* (ô hommes nés pour la servitude !)... Ses maîtres sont allés jusqu'à le foudroyer en se moquant de lui. Ils lui ont dit : Vous croyez ne pas vouloir cette loi ; mais soyez sûrs que vous la voulez. Si vous osez la refuser, nous tirerons sur vous à mitraille, pour vous punir de ne pas vouloir ce que vous voulez, et ils l'ont fait. » (Ch. VIII.)

Les deux tiers des conseils municipaux ont demandé le maintien des Frères et des Sœurs. Il n'a pas fallu tirer à mitraille pour fouler aux pieds pareille demande. Il a suffi, dans bien des lieux, des argousins, des gendarmes, et chez les plus récalcitrants, de la présence de quelques bataillons condamnés à cette lâche et infâme besogne.

Est-ce du Directoire, ou du régime que nous subissons, que le voyant écrit dans le second ouvrage cité : « Il n'y a plus de Constitution en France... Le Corps législatif est une véritable assemblée de commissaires du Directoire (lisez *de la franc-maçonnerie et de son maître valet*)... Le gouvernement a déchiré il y a longtemps la Constitution au nom de laquelle il règne, et à laquelle il adresse des hommages dérisoires. »

Quoi de plus dérisoire que de faire frapper sur la monnaie comme table de la loi, la fameuse Déclaration, d'en afficher les articles comme un nouveau Décalogue, alors qu'on y lit les articles suivants : « *La loi n'a le droit de défendre que les actions nuisibles à la société* » (art. 5) ?

Ce sont donc des actes nuisibles à la société que de recueillir des orphelins, comme le faisaient les Salésiens, de faire les ménages ouvriers, comme les Petites Sœurs de l'Assomption ! Quels sont les actes des religieux qui sont, je ne dis pas nuisibles, mais qui ne soient pas très utiles à la société ?

« *Nul ne peut être inquiété même pour ses opinions religieuses* (art. 10). » Quelle est la première sollicitude du gouvernement, sinon de traquer non pas seulement les religieux et les religieuses, mais, de haut en bas, tous les citoyens pour leurs opinions religieuses, de surveiller si même leurs femmes pratiquent ostensiblement leur foi. C'en est assez pour violer impudemment l'article 6 : « *Tous les citoyens étant égaux devant la loi sont également admissibles à tous les emplois publics.* »

Est-ce pour dire jusqu'à quel point il peut se moquer de la nation qu'il fait afficher l'article 17 ainsi conçu : « *La propriété étant un droit inviolable et sacré, nul ne peut en être privé, si ce n'est lorsque la nécessité publique légalement constatée l'exige évidemment, et sous la condition d'une juste et préalable indemnité* » ?

Impossible de mieux mériter l'application de l'appréciation suivante : « La latitude du pouvoir qu'il (le Directoire) exerce sur les corps civils et militaires, cette réunion de pouvoirs usurpés, met le Directoire au-dessus de lui-même et de tout pouvoir connu. *Ce peuple n'est plus qu'un marchepied pour ses maîtres.* » (Ch. XIII, passim.)

Un marchepied pour la secte et le petit médecin de Pons, la magistrature. Que comme justification de ses procédés antijuridiques, elle allègue les *faits du prince ;* qu'elle traque, condamne, jette à la rue, des hommes qui non seulement n'ont fait *aucun acte nuisible*, mais dont l'univers admire et loue l'existence consacrée à tout bien ; qu'elle épie et scrute leurs actes pour savoir s'ils ne seraient pas encore fidèles à des engagements religieux librement et légalement contractés ; que, de ce chef, après les avoir dépouillés de leurs biens, elle leur interdise tous les honnêtes moyens d'existence ; qu'elle fasse tout cela au nom de la loi, comme si toute disposition attentatoire à la justice et au droit n'était pas essentiellement le contraire de la loi, qui par essence doit les protéger ! Comment la magistrature pourrait-elle mieux s'aplatir, et servir de marchepied à ses maîtres ?

Que l'Anglais abatte le drapeau français planté par l'héroïque Marchand sur Fachoda, et que l'armée française reste l'arme au pied, les cuirassés à l'ancre ; mais qu'on mobilise des bataillons pour crocheter des maisons de Français et de Françaises de tout bien, pour jeter à la rue de dignes femmes, des vieillards, attendant la fin d'une vie passée dans la vertu ; que ce soient là les exploits commandés aux fils des croisés et des vainqueurs d'Austerlitz ; comment mieux aplatir l'armée, et en faire un marchepied pour la maçonnerie et son premier valet ?

Qu'on mette la main sur les fonds des pauvres malades, des impotents ; qu'on remplace les anges incarnés préposés au soulagement de leurs misères par des forçats, des repris de justice, des filles de mauvaises mœurs, des mégères, c'est ainsi que la secte pratique l'humanitarisme dont elle fait parade ; que le petit paysan de Roquecourbe, devenu tout-puissant, témoigne de son intérêt à la classe dont il est presque sorti ! Comment mieux se faire des pauvres un douloureux marchepied ?

Que la France entière amène ses fils auprès de maîtres ennemis de la foi de leurs pères, ennemis de l'idée de patrie, destructeurs des fondements de la morale, et si on le supporte, qu'on ose dire que de Maistre n'a pas eu raison d'écrire : « *Les Français ont donné de telles preuves de patience, qu'il n'est aucun genre de dégradation qu'ils ne puissent craindre.* » (*Considérations*, VIII.)

Nos ennemis le savent, et vont jusqu'à nous le dire. « En France, dit le rappor eur huguenot Buisson, l'on ne résiste pas longtemps à la loi (*aux papiers ainsi intitulés*), ni par la force, ni par la ruse... Il ne faut pas prendre au tragique ni même trop au sérieux les menaces bruyantes des congréganistes qui ne veulent pas avouer trop vite leur défaite. » (§ VI.)

Les congréganistes n'ayant jamais fait entendre de menaces, ce sont les protestations indignées des populations qu'il faut entendre. Aurait-il dit vrai ? Consentiront-elles, s'habitueront-elles à servir de marchepied à de vils oppresseurs ? Pourront-ils nous imposer à leur gré de nouveaux genres de dégradation ? Supporterons-nous ceux sous lesquels nous sommes aplatis ? L'indignation, au lieu de tomber, n'ira-t-elle pas en grandissant à mesure que la tyrannie se prolonge et s'étend ?

Personne n'est plus impuissant que les hôtes des hôpitaux. Pauvres, ignorants, non seulement ils ne peuvent que difficilement faire entendre leurs plaintes au dehors ; on a vu qu'au dedans elles ne leur valaient qu'une aggravation de peines. On a vu par la douloureuse histoire de Méchin jusqu'où pouvaient aller les sévices. Combien de plaintes doivent être étouffées dans ces geôles des hôpitaux laïcisés ! N'est-ce pas un devoir élémentaire de faire arriver au public tout ce qui en a transpiré ? N'est-il pas écrit que *Dieu a confié à chacun le soin de son prochain*, et avant tout la défense des faibles de corps et d'esprit ? C'est pour ne pas faillir à ce devoir que ces pages ont été écrites.

A des voix plus retentissantes de leur donner une force

qu'elles n'ont pas. C'est le devoir de tous ceux qui tiennent honnêtement une plume, de tous ceux que le public écoute. Par quelle aberration tant d'ouvriers, qui ont en perspective de finir leurs jours à l'hôpital, peuvent-ils donner leurs suffrages aux sectaires qui ruinent et dévastent les asiles bâtis principalement pour eux ? Que le camarade désabusé désabuse à son tour son camarade. Que l'on répète avec la courageuse infirmière dont le journal a été si souvent cité, que *la laïcisation est une mystification systématique ; que l'on a démoli sans pouvoir réédifier* ; avec Mme Leroy-Allais qui a tout vu, tout observé officiellement : *Le niveau intellectuel et moral du petit personnel des hôpitaux laïcisés* (celui qui approche le plus souvent des malades), *est au-dessous de ce que l'on peut imaginer, c'est à faire trembler... Il n'y a pas de paroles assez énergiques pour s'indigner quand on sait à quelles sortes de gens ont été livrées la santé et la vie des malades pauvres ;* ou encore cette parole par laquelle le *Petit Marseillais* terminait la peinture des hôpitaux laïcisés de Marseille : « *On dit parfois que les hôpitaux ne sont pas faits pour les chiens. A ce régime* (de la laïcisation) *les chiens n'en voudraient pas.* »

TABLE DES MATIÈRES

CHAPITRE IV

LES HOPITAUX ET LES ŒUVRES DE CHARITÉ SPOLIÉS AU PROFIT DES SECTAIRES ET POUR L'ASSERVISSEMENT DE LA FRANCE.

CHAPITRE V

PAR QUI SONT REMPLACÉES LES RELIGIEUSES HOSPITALIÈRES.

CHAPITRE VI

COMMENT LES MALADES SONT SOIGNÉS DANS LES HOPITAUX LAICISÉS.

CHAPITRE VII

QUELQUES CONCLUSIONS.

Poitiers. — Société Française d'Imprimerie et de Librairie.

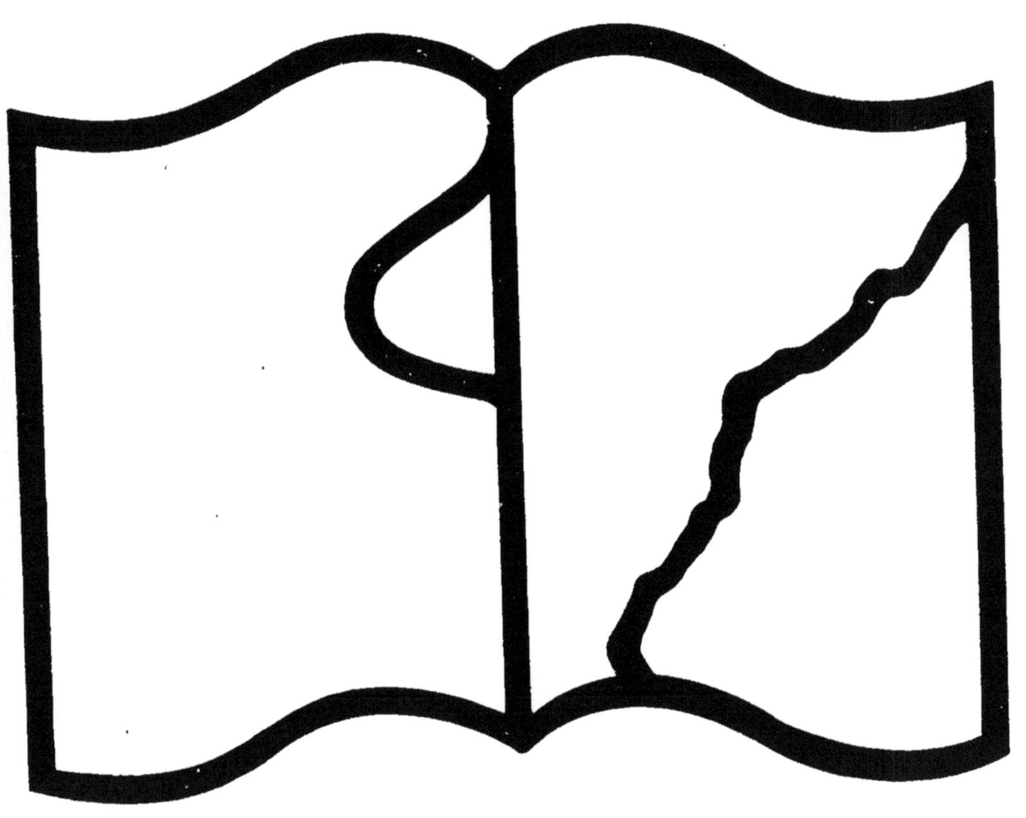

Texte détérioré — reliure défectueuse

NF Z 43-120-11

www.ingramcontent.com/pod-product-compliance
Ingram Content Group UK Ltd.
Pitfield, Milton Keynes, MK11 3LW, UK
UKHW020235220726
13923UKWH00002B/653

9 782016 131244